BESTSELLER

El doctor **Eduard Estivill** es licenciado en Medicina y Cirugía por la Universidad de Barcelona, con la especialidad de Neurofisiología Clínica y Pediatría. En 2012 le otorgaron el título de Especialista Europeo en Medicina del Sueño. Desde marzo de 1989 dirige la Clínica del Sueño Estivill del Hospital Quirón-Dexeus de Barcelona y, desde 1999, la Unidad de Alteraciones del Sueño del Hospital General de Catalunya. Referente internacional en esta disciplina, es autor de más de doscientas publicaciones en revistas científicas. Ha escrito, entre otros, el libro *Duérmete, niño*, del que se han vendido más de tres millones de ejemplares y ha sido traducido a veintidós idiomas. Es autor también de *¡A comer!*, *¡A jugar!*, *Solos en casa* y *Pediatría con sentido común para padres y madres con sentido común*, además de una serie de libros infantiles protagonizados por Lila.

Para más información, consulte la página web del autor: www.doctorestivill.com

Puede concertar una consulta telefónica con el doctor Estivill a través de rosa@doctorestivill.com

Biblioteca

Dr. EDUARD ESTIVILL

Niños descansados, niños felices

DEBOLS!LLO

Primera edición en Debolsillo: marzo, 2016

Travessera de Gràcia, 47-49. 08021 Barcelona

Printed in Spain – Impreso en España

ISBN: 978-84-663-2983-5 (vol. 486/20)
Depósito legal: B-747-2016

Compuesto en Anglofort, S. A.
Impreso en Limpergraf
Barberà del Vallès (Barcelona)

P 329835

Penguin
Random House
Grupo Editorial

ÍNDICE

SEGUNDA PARTE
ANTES DE IR A DORMIR

TERCERA PARTE
LLEGA LA HORA DE DORMIR

CUARTA PARTE
POR LA MAÑANA: ANTES DE IR AL COLE

PRÓLOGO

Vivimos en una sociedad sometida al rigor de las prisas y que prioriza todo menos lo más importante: la salud del cuerpo y la mente, lo cual incluye un sueño reparador.

Al llegar a casa, muchos lo hacemos agotados y con el tiempo justo para dar las buenas noches a nuestros hijos, ver un rato la televisión y dormir, si logramos desconectar. Este ritmo de vida también afecta a los más pequeños, a su manera de vivir el día a día y de descansar. Porque, aunque a veces se piense que no es así, lo que ocurre durante la jornada —y, muy especialmente, antes de acostarnos— sí afecta a la calidad del sueño de los adultos y, por supuesto, a la de los niños. Por eso mismo es tan importante cuidar las rutinas, los hábitos y los horarios, tanto los nuestros como los de ellos.

Durante unas cuantas horas, tanto los niños como los adultos tenemos unas obligaciones, unas pautas: ellos, en la escuela, y nosotros, en el trabajo. Pero ¿qué ocurre al llegar a casa? A menudo, los padres lo hacen tarde y les queda poco tiempo para estar con sus hijos. En estos casos, los niños, dependiendo de la edad, pasan la tarde solos, o bien con canguros o con los abuelos, o de una actividad extraescolar a otra, y cuando los padres llegan, éstos les preguntan por los deberes, y si no están hechos, se enfadan, los castigan o les exigen que los hagan deprisa y corriendo. ¿Cuál es el problema en este cuadro? Que no se han creado buenos hábitos.

Si enseñamos a nuestros hijos desde que son pequeños a respetar una serie de hábitos y rutinas a lo largo del día, tanto por la mañana como por la tarde, al volver del colegio, acabarán por hacerlos suyos y formarán parte de su cotidianidad. Asimismo, seguir unos horarios y unas pautas saludables que se repitan durante toda la semana ayudará a los niños a tener un mayor orden externo e interno y a conseguir un sueño reparador, lo que les permitirá afrontar una nueva jornada con mucha más energía.

Al regresar del colegio o de la actividad extraescolar posterior, el niño debe tener tiempo de hacer los deberes, merendar, jugar un rato, leer, distraerse... Algunos practican deporte y otros asisten a clases de inglés. Su cerebro sigue activo después de la escuela y conviene establecer ciertas rutinas que lo ayuden a relajarse, a prepararse para las horas de sueño.

Pero ¿qué hacer después del baño, de la cena? No pueden ir a dormir directamente. Es importante esperar unos 20 o 30 minutos a que la cena acabe de asentarse y el cuerpo esté preparado para ir a la cama. De la misma manera que los niños pueden adquirir una serie de hábitos durante la tarde (el hábito del estudio, de la lectura, de la merienda o del juego compartido y creativo), también pueden adquirir otros previos al momento de ir a dormir. Lavarse los dientes después de cenar siempre ha sido una señal inconfundible de que toca irse a la cama, pero también puede aprovecharse ese rato para leer, escuchar alguna canción, ver unos dibujos en familia o recibir un masaje, para así crear una pequeña rutina.

Hay que tener en cuenta que la mejor manera de enseñar un hábito a nuestro hijo, sea del tipo que sea (tanto higiénico como alimentario o de horarios de estudio), no se consigue ni imponiendo ni adoctrinando. Si le explicamos desde un principio los motivos y las razones de los horarios que le marcamos y predicamos con el ejemplo (es absurdo marcar una pauta de media hora de televisión argumentando que más tiempo es negativo, cuando nosotros nos pasamos la tarde entera delante de la pantalla), el niño podrá asimilar mucho mejor esas normas. Por este motivo es tan importante la comunicación con los padres: si les explicamos las cosas de manera correcta, si les escuchamos con atención y participamos de su vida activamente, será mucho más fácil crear unos hábitos que puedan comprender y, también, establecer un vínculo saludable de relación con ellos.

No se trata únicamente de incluir normas, de repetir obligaciones o de inculcar rigidez. Ser creativo a la hora de enseñar un hábito es posible. Algunos de los juegos que incluye este libro, así como determinados cuentos y canciones, pueden ayudar a comunicar valores o hábitos importantes para la vida de vuestro hijo.

Éste es un libro eminentemente práctico en el que encontraréis consejos para que tanto vuestro hijo como vosotros podáis crear unas rutinas a la hora de volver del colegio que le permitirán tener una vida más ordenada, tanto interior como exterior, y un aprendizaje más saludable; de igual modo, fomentarán la comunicación y la interacción padres-hijos, además de ayudarlo a conciliar el sueño.

También descubriréis ejercicios de relajación que podrán contribuir a que vuestro pequeño caiga en brazos de Morfeo con más facilidad, o cómo los juegos, las canciones o los relatos pueden ayudar a establecer hábitos en la vida de vuestro pequeño, convirtiendo el aprendizaje y los rituales cotidianos en algo divertido y lúdico.

Asimismo, veremos de qué forma regular su energía gracias a la alimentación.

En definitiva, el objetivo es que cada noche del niño —y, por añadidura, de los padres— sea un espacio de descanso para empezar una nueva jornada con vitalidad y con el mejor de los ánimos.

¡Cada día debe ser un gran día!

Doctor Eduard Estivill

INTRODUCCIÓN

EL CAMINO DEL SUEÑO DE LOS PEQUEÑOS DE LA CASA

Nuestros hijos nos procuran muchas alegrías: cuando dan sus primeros pasos, al decir «mamá» o «papá» por primera vez, cuando ríen... Ser padres proporciona muchas satisfacciones. Pero a veces los hijos también nos causan algún que otro dolor de cabeza: pueden tener problemas para comer, complicaciones en el colegio, celos entre hermanos... O pueden tener dificultades para dormir de manera correcta. Una cuestión que, literalmente, también quita el sueño a los padres.

Hay niños que no saben conciliar el sueño solos (y digo que no saben, no que no puedan aprender), que se despiertan muchas veces de madrugada y reclaman insistentemente la presencia de alguno de sus padres para volver a dormir, o que se despiertan muy pronto...

No descansan bien y, en consecuencia, por la mañana están cansados e irritables. Esta circunstancia también afecta a la calidad de vida de los padres, que no pueden dormir por las noches y al día siguiente, como es lógico, tienen problemas para rendir en el trabajo.

Muchos padres creen que están condenados a que sus hijos duerman mal durante años: «Claro, es muy nervioso»; «Es así porque yo también era así de pequeño»; «No se puede hacer nada para remediarlo, porque cada uno es como es»; «Ya dormirá mejor a medida que se haga mayor»...

Nada más lejos de la realidad. No hay niños que no puedan dormir solos. Hay niños que no saben dormir solos. ¿Por qué? Porque, como todos los hábitos, dormir bien es un hábito que los niños deben aprender. Del mismo modo que aprenden a comer bien, a relacionarse con los demás o a seguir unas pautas de higiene personal correctas... Los niños no nacen enseñados. Son los padres quienes tienen que hacer que aprendan.

Con esto no quiero culpabilizaros. Sé que sois buenos padres. Sé que queréis con pasión a vuestro hijo. Queréis que duerma bien, sobre todo por su salud. Y si estáis leyendo este libro es porque deseáis encontrar una solución.

¿Cuál es el origen del problema? Simplemente, no habéis sabido cómo inculcar este hábito a vuestro hijo. Pero no os angustiéis, porque, como veréis a lo largo de esta obra, el hábito del sueño se puede enseñar. Para ello, no hay más que seguir unas pautas que, además, están avaladas científicamente. Vuestro hijo aprenderá a dormir bien, y vosotros descansaréis por las noches. A lo largo de estas páginas, aprenderéis los pasos que debéis dar para que vuestro hijo recorra el camino del sueño y caiga plácidamente en los brazos de Morfeo.

PLAN DE RUTA GENERAL

Antes de referirme a las pautas que hay que aplicar para conseguir que vuestro hijo aprenda a dormir solo (lo que se ha bautizado como el «Método Estivill», aunque cabe recordar que no es una invención mía, sino fruto del trabajo de prestigiosos médicos y psicólogos), me gustaría trazar un plan de ruta general que muestre cuáles son los pasos que deben seguirse a lo largo del día para que el sueño sea reparador. Porque dormir bien no es algo que empiece 5 minutos antes de meterse en la cama. Para dormir bien hay que planificar el día adecuadamente. Es preciso comer bien, saber relajarse, disfrutar de momentos de placer... y, para ello, deben tenerse claras ciertas ideas de cómo ha de ser el día a día de vuestro hijo.

1. Qué gusto da desperezarse

El buen descanso nocturno de los pequeños de la casa empieza... cuando se despiertan por la mañana. Hoy en día, ¿qué sucede en muchos hogares por las mañanas? Que todo son prisas. Hay que levantarse corriendo, desayunar corriendo y salir corriendo porque todo el mundo llega tarde a su destino: los niños al colegio y los ajetreados papás a sus ajetreados trabajos. Vivimos en una sociedad cada vez más acelerada y estresada, y ese estrés lo estamos contagiando a los niños, que muchas veces no llegan lo suficientemente relajados a la cama. No podemos vivir a cien por hora durante el día y frenar en seco para irnos a dormir. Así pues, vale la pena dedicar aunque sea tres minutos a despertarse con cierta calma. Es la mejor manera de empezar el día sin prisas.

Una forma de ponerse en marcha por la mañana con energía, pero sin estrés, es estirar los músculos; es decir, dedicar unos minutos a sacudirse el sueño del cuerpo, a recuperar el tono muscular para emprender las actividades cotidianas. Los niños, a partir de los 2 o 3 años, ya pueden realizar una serie de estiramientos. Por ejemplo, levantar los brazos al cielo (decidles que tienen que intentar tocar las estrellas), realizar movimientos de cabeza (decidles que tienen que decir «no» con la cabeza muy lentamente), tumbarse en la cama y flexionar las piernas hacia el pecho (decidles que estáis jugando a convertiros en ranitas) o estirar los dedos de los pies hacia arriba y luego apuntar con ellos al suelo (decidles que tenéis que dar los buenos días a los dedos de los pies). Si os desperezáis haciendo los mismos ejercicios que vuestros hijos, empezáis la jornada compartiendo una divertida actividad que resulta saludable para vuestro cuerpo y vuestra mente. Mucho mejor que comenzar con prisas y malas caras, ¿no?

Hay que realizar los estiramientos con suavidad, como es obvio. Porque no se trata de tensionar los músculos, sino de relajarlos y flexibilizarlos después de varias horas en los que apenas se han movido.

2. Un desayuno de verdad

Desayunar bien es fundamental para que los pequeños de la casa comiencen el día con energía. Tienen que ir al colegio, estudiar, jugar con los amigos... Para ello, necesitan hacer un desayuno de verdad, completo, no comer dos galletas y salir corriendo a toda prisa. Además, repartir la ingesta de calorías a lo largo del día es necesario para mantener un óptimo nivel de actividad durante toda la jornada. Más adelante dedicamos un capítulo completo a la importancia del desayuno.

3. La vida al aire libre

«Qué bien va a dormir mi niño esta noche», dice la madre o el padre que observa a su hijo disfrutar en el parque. El niño está saltando, jugando con otros niños, riendo, derrochando energía en los columpios... En fin, está feliz, está disfrutando de la vida y... está cansándose.

Una de las claves para que un niño duerma bien por la noche radica en la actividad que lleva a cabo durante el día. Es lógico, pues los niños rebosan energía, y si no la queman, por la noche están intranquilos. Un niño que se pasa todo el fin de semana, o toda la tarde después del colegio, sentado en el sofá, al final llegará nervioso a la cama. Esta inquietud responderá a la falta de movimiento, a toda la energía que se ha acumulado y que no se ha podido utilizar. Esto lo saben bien los padres cuando ven a su hijo jugar toda la tarde a fútbol y piensan que sí, que por fin esa noche su pequeño va a dormir de maravilla.

Muchas veces no es posible que los niños ocupen buena parte de la tarde jugando con sus amigos al aire libre, aunque sería lo deseable en lugar de consumir tanta televisión. Pero hay que ser realistas: la mayoría de los niños viven en ciudades y están casi toda la tarde metidos en casa, y los padres trabajan todo el día y llegan a última hora, apenas con tiempo para dar de cenar a sus hijos y compartir un rato con ellos.

Pero un paseo, aunque sea corto, de 15 o 20 minutos antes de la cena ayuda a los niños a relajarse; sobre todo si han estado en casa haciendo los deberes o viendo la televisión mucho tiempo. Al dar un paseo mueven los músculos y se quitan de encima la tensión acumulada mientras estaban sentados. Está comprobado que caminar reduce los niveles de ansiedad. En caso de que viváis en la ciudad, lo mejor es que busquéis calles tranquilas, sin mucho tráfico y sin contaminación acústica, porque caminar por según qué avenidas es más estresante que relajante. Si hay un parque cerca de vuestra casa, ése es el lugar ideal para dar una vuelta.

Además, que padres e hijos paseen juntos (lo mismo que si están con los abuelos o con la canguro), aunque sea 15 minutos, supone una ruptura de las actividades cotidianas. De este modo, no sólo constituye una actividad muscular, sino también lúdica y relajante, porque permite comentar lo que se ve en la calle, como, por ejemplo, el escaparate llamativo de la esquina o ese perrito que tanta gracia le hace al niño. En definitiva, un paseo antes de la cena es una buena manera de poner punto final a las obligaciones diarias y relajaros todos juntos.

4. Los beneficios de la luz natural

Qué bien sientan los baños de sol. Son tan reconfortantes... Y es que esta sensación tan agradable y relajante tiene una explicación científica. La luz natural actúa como sincronizador exógeno del núcleo supraquiasmático del hipotálamo, que es el responsable del ritmo circadiano de vigilia-sueño. Dicho de otro modo: un baño de sol cada día prepara al organismo para que le resulte más sencillo descansar por la noche. También mejora nuestro estado de ánimo. Por eso, muchos hogares de los países nórdicos cuentan con una lámpara de luz blanca para compensar la falta de luz solar. Como es obvio, hay que tener cuidado con el exceso de radiación solar, sobre todo en verano y en el caso de los niños más pequeños.

5. La vida está para disfrutarla

Vivimos en una sociedad tan estresada que queremos comer bien, pagamos por un buen menú en un buen restaurante, y nos pasamos la comida consultando el correo electrónico del trabajo en el móvil. En fin, que, como ya he dicho, vivimos estresados. Y, aunque apaguemos la luz por la noche, ese estrés sigue dándonos la lata. Lo mismo les pasa a los niños. Hemos acelerado sus vidas con el colegio, las actividades extraescolares, los deberes, que vean los dibujos animados en inglés porque así van practicando... ¿Y cuántas veces habéis reído con vuestro hijo?, ¿cuántas veces se ha dedicado vuestro hijo a perder el tiempo maravillosamente pensando en las musarañas, relajándose o persiguiendo una paloma? Esos momentos de placer, felicidad, relax y risas con los padres contribuyen a que los niños sean más felices, y también a que se relajen durante el día. Y, de este modo, su organismo tendrá menos dificultades para relajarse por la noche. Todos los momentos de placer y de relax suman. Por tanto, unas buenas risas en compañía de los padres o acariciar un perro en el camino de vuelta del colegio son dos buenas *píldoras* para luego conciliar más fácilmente el sueño. Además, reír proporciona numerosos beneficios, ya que se liberan hormonas responsables del bienestar (como las endorfinas y la serotonina), se ponen en funcionamiento nada más y nada menos que unos cuatrocientos músculos, se ejercita la zona del vientre y se reduce la tensión corporal.

6. Una buena siesta

Uno de los errores más habituales de los padres cuyos hijos tienen dificultades para dormir es que eliminan la siesta porque así creen que dormirán más y mejor por la noche. Pero, justamente, es lo contrario. Los niños que hacen la siesta suelen dormir mucho mejor por la noche, porque están más descansados y menos irritables. Está demostrado que cuando las siestas se suprimen, los pequeños llegan a la cama agotados y muy irritables (un claro signo de cansancio en los niños), y que muchos de ellos se duermen antes de cenar e incluso se niegan a comer. Durante las 24 horas que tiene el día, los niños (al igual que los adultos) necesitan dos momentos de desconexión: uno de ellos tiene lugar por la noche, y es el más prolongado; el otro debe ocurrir unas ocho horas después de despertarse por la mañana.

Por este motivo, en las escuelas infantiles (para niños de hasta 3 años, aunque en realidad sería recomendable hasta los 5) siempre se reserva un momento para la siesta. Así, los más pequeños recuperan fuerzas en una etapa de su vida en la que están viviendo numerosos cambios tanto a nivel físico como mental.

La gran ventaja de la siesta para que los niños descansen bien por la noche es que impide que éstos lleguen completamente agotados al final del día, algo que vemos muchas veces en los más pequeños. Si están muy cansados, tienen más problemas para conciliar el sueño. Así que lo mejor es un término medio: ni tan llenos de energía, ni tan cansados para no poder relajarse y conciliar el sueño. La siesta es un momento de descanso que no sólo no interfiere en el sueño nocturno, sino que lo facilita. Además, para los padres supone un excelente paréntesis en el que poder dedicarse a otras tareas, o simplemente relajarse.

La siesta en los adultos no debe prolongarse más allá de los 20 minutos, porque éste es el tiempo máximo que dura el sueño superficial. Pero en los niños es diferente. Veámoslo por edades:

- Desde los recién nacidos hasta los 6 meses: siguen períodos de sueño interrumpidos por períodos de vigilia que no suelen ceñirse a un patrón.
- Desde los 6 meses hasta los 2 años: a partir de los 6 meses de vida, el ritmo de vigilia-sueño ya debe estar regularizado. Los niños duermen unas 11-12 horas por la noche y también realizan varias siestas a lo largo del día. Estas siestas hay que hacerlas después del desayuno (una siesta de 1-2 horas), de la comida (2-3 horas) y de la merienda (30 minutos-1 hora). Es preciso que los padres pongan al niño a dormir; no se trata de ver si le apetece o no. Las siestas que siguen al desayuno y la merienda serán progresivamente más cortas hasta que deje de hacerlas. La siesta de la merienda se deja de hacer hacia los 7-8 meses, y la del desayuno, hacia los 15 meses. En cambio, se mantiene la siesta de después de la comida, que puede seguir siendo muy larga (hasta 3 horas).
- Desde los 2 años hasta los 5 años: a partir de los 3 años, aproximadamente, muchos niños sólo duermen la siesta que va después de las comidas, y que hasta los 5 años puede seguir siendo de hasta 2-3 horas de duración. En muchos colegios, los niños no hacen la siesta a partir de los 3 años, lo cual es un error, porque la gran mayoría de ellos la necesitan. Lo recomendable, pues, sería permitir que hasta los 5 años se pudiera realizar la siesta en la escuela, con una duración de al menos 1 hora.

MÁS MOTIVOS PARA QUE LOS NIÑOS HAGAN LA SIESTA

Una siesta adecuada a la edad y a las necesidades del niño mejora su memoria en edad preescolar y ayuda a consolidar sus aprendizajes. Así lo aseguran diversas investigaciones, como un estudio publicado en la revista *PNAS* por un equipo de investigadores de la Unidad de Sueño de la Universidad de Massachusetts (Estados Unidos). Asimismo, un estudio publicado por la revista *Sleep* aseguraba que dormir menos de lo necesario (ya sea por la noche o restando tiempo a la siesta) dificulta el rendimiento escolar y el desarrollo del lenguaje.

7. La importancia de la cena

Comer bien es tan fundamental para la salud como dormir bien, y lo primero ayuda a lo segundo. Hay que intentar que la dieta de los niños sea equilibrada. Los alimentos que comemos, y cómo repartimos su ingesta a lo largo del día, están relacionados con la calidad del sueño tanto de los adultos como de los niños. En este sentido, la dieta mediterránea es una excelente opción. Esto no quiere decir, como es lógico, que le neguéis a vuestro hijo todos los caprichos. Chucherías, helados, bollería... de vez en cuando son una forma de descubrir divertidos sabores y de disfrutar de la vida.

Asimismo, hay que tomarse el tiempo necesario para comer. No es aconsejable engullir a toda prisa la comida, porque comer es un acto social que hay que intentar realizar en familia y con el televisor apagado. En muchas casas, el desayuno y la cena son prácticamente los únicos momentos que pueden compartir padres e hijos.

Precisamente, una cena adecuada es una excelente manera de asegurarse un buen sueño. Más adelante, encontraréis un capítulo dedicado a las cenas que ayudarán a que vuestro hijo concilie el sueño.

8. Antes de acostarse, toca relajarse

Ya está el niño bañado y cenado. ¿Y ahora? ¿Qué os parece si practicáis unos ejercicios de relajación todos juntos, o le dais un masaje a vuestro pequeño, o le leéis un cuento, o...? Hay muchas opciones para ayudar a vuestro hijo a relajarse después de la cena; opciones que iremos viendo a lo largo del presente libro, como los ejercicios de relajación o los masajes. Todas ellas están pensadas para que vuestro hijo disfrute de algo muy importante: un reparador y maravilloso sueño.

A MODO DE RESUMEN

Por qué es importante que los niños duerman bien:

- Dormir bien permite descansar físicamente y recuperar energías. La vida de los niños es cada vez más ajetreada, y necesitan dormir bien para poder empezar el día con las baterías llenas de energía.
- Dormir bien permite descansar mentalmente. La desconexión nocturna que supone dormir es fundamental para liberar las tensiones que los niños acumulan durante el día.
- Dormir bien ayuda a consolidar el aprendizaje.
- Dormir bien fortalece el sistema inmunológico. Así disminuye la vulnerabilidad a las infecciones y las enfermedades.
- Dormir bien facilita el crecimiento.

PRIMERA PARTE

POR LA TARDE:
AL LLEGAR A CASA DEL COLEGIO

1

LA IMPORTANCIA DE LOS HORARIOS

Por norma general, nuestras vidas están regidas por horarios: nos despertamos a una hora concreta, entramos a trabajar a una hora fija, comemos y cenamos más o menos a la misma hora... Si para los adultos es imprescindible seguir un horario que marque las pautas de sus rutinas, ¿cómo no va a serlo para un niño, que está en proceso de aprendizaje y que necesita sus hábitos para llegar a la noche con el cuerpo y la mente preparados para dormir, descansar y recuperar energías para el día siguiente?

En la escuela, los niños tienen un horario fijo. Sin embargo, en casa también es necesario marcar ciertas pautas, tanto con las horas como con los hábitos, para que pueda hacer todo lo que su mente en expansión necesita para evolucionar y todo lo que su cuerpo en edad de crecimiento requiere para seguir su proceso, y así, al llegar la noche, poder descansar.

Cuando acaban las clases, muchos niños practican algún deporte o acuden a cursos o a actividades extraescolares. En ocasiones hay un exceso, una sobrecarga de estas materias añadidas que provocan que el niño vaya más cansado y tenga menos tiempo para hacer aquello que en realidad necesita. ¿Y qué necesita? Normalmente, sus tardes están compuestas por la merienda, los deberes o el estudio, un rato libre para jugar, crear, leer, ver la tele o entretenerse con el ordenador; luego el baño, la cena y, por último, un ratito de charla con la familia antes de ir a dormir.

Para poder llevar a cabo todas estas tareas, es fundamental crear una rutina que no lo tenga esclavizado pero que tampoco permita que se disperse. Para ello, es importante marcar unos horarios y también ser conscientes de que los niños necesitan desconectar de los deberes y los estudios. Es bueno que los fines de semana sean un momento distinto, con rutinas diferentes y una libertad mayor para realizar otras actividades. Pero cuando se trata de esas horas entre semana en las que están en casa después de salir del colegio, es imprescindible que tengan una rutina. Pero ¿cómo enseñarle a nuestro hijo el concepto de «horario»?

1. ¿QUÉ ES EL TIEMPO?

Los adultos estamos tan acostumbrados a guiarnos por el reloj que nos cuesta comprender que el tiempo no es un concepto innato. De hecho, se trata de una noción abstracta que debe ser aprendida.

Cuando son pequeños, los niños pueden comprender conceptos como «lento», «rápido» o «después», pero no son capaces de calcular a qué equivalen esos «diez minutos» de margen que les damos para que recojan los juguetes. Por eso mismo habrá que enseñarles a tomar conciencia del tiempo. En la escuela no se enseñan porque sí los días de la semana, los meses del año o las horas: son elementos importantes que ayudan a estructurar y comprender el tiempo.

APRENDIENDO CON EL RELOJ

Cuando los padres enseñen al niño a tomar conciencia de lo que es el tiempo, un truco que pueden emplear es jugar con el reloj. No se trata de convertir el reloj en un juguete, sino de utilizarlo como una herramienta visual.

Ante todo, debemos ser conscientes de la edad de nuestro hijo y de su capacidad para comprender conceptos abstractos, y tener en cuenta, además, su proceso de aprendizaje. No podemos exigirle que sepa, a la primera, que cuando el minutero pasa del número 12 al número 3 significa que ha transcurrido un cuarto de hora, pero sí podemos enseñarle a comprender cómo funciona el reloj. No es necesario que conozca los números, ya que podemos utilizar las agujas como referencia. Podemos explicarle que, cuando la aguja grande, o la pequeña, llega a cierto punto, es el momento de dejar de hacer algo, de recoger la habitación, de cenar... Para que sea más visual, se pueden enganchar pegatinas o puntos de colores en el número en concreto. De esta manera, el niño tendrá una referencia y podrá mirar el reloj para ver cuánto falta. Aunque no sepa qué hora es, sí sabrá que hay una aguja que marca el paso del tiempo, lo cual le permitirá comprender poco a poco la compleja idea del tiempo y cómo pautarlo.

Con relación a este tema, cabe recordar que, de la misma manera que nuestro hijo está aprendiendo la noción del tiempo, también está aprendiendo muchas otras cosas. No son pocos los padres que se ponen de los nervios si su hijo es lento cuando come o cuando se viste, y entonces le exigen que sea más rápido. No obstante, a según qué edades, no podemos exigirles según qué ritmos, ni tampoco esperar que a los 5 años comprendan qué queremos decirles cuando les avisamos de que «en 5 minutos» hay que estar en la puerta. Los niños, antes de los 7 años, carecen de un concepto claro del tiempo. Por tanto, no podemos enfadarnos con ellos cuando, con 4 años, no saben calcular por sí mismos lo que es un minuto.

Eso sí: aunque nuestro hijo no domine la noción del tiempo y su cálculo, es importante que lo mencionemos a menudo para que se vaya acostumbrando. Por ejemplo, si el niño hace algo en un minuto, o más rápido de lo habitual, es interesante que se lo recalquemos y que estemos contentos por ello. De esta manera, aunque no sepa medir el tiempo, tomará conciencia paulatinamente de su importancia y sabrá que hacer las cosas en ese tiempo que nosotros le pedimos es algo positivo.

2. APRENDER A RESPETAR EL HORARIO

Al igual que un adulto está acostumbrado a un horario, debemos acostumbrar al niño a respetar el suyo, pues muchos de sus hábitos y rutinas están marcados por unas horas concretas: la de levantarse, la de ir al colegio, la de comer, la de cenar, la de ir a dormir... Por eso mismo, es importante que comprenda el concepto «tiempo», para que vea que cada actividad tiene su hora y que las rutinas son imprescindibles para mantener un orden en la vida de todos, ya que en el momento en que los horarios se vuelven anárquicos y no hay ninguna pauta, el niño capta esa idea y el desorden se traslada a todos los aspectos de su vida. Por supuesto, habrá momentos excepcionales en los que podrá saltarse los horarios establecidos, pero en este caso es importante que los padres dejen claro que se trata de una excepción, no de la norma.

A la hora de proponer una pauta de tiempo a los hijos, hay que ceñirse a un solo horario, a una consigna única. Está claro que el padre y la madre son personas distintas, con una manera de hablar y actuar diferente, pero respecto a este tema es importante ir a una. ¿Por qué? Porque no hacerlo crea confusión en el niño y le da pie a no seguir las normas. Pongamos un ejemplo: si una madre dice a su hijo que no puede jugar con la consola después de las ocho, y luego llega el padre y dice que no hay problema, que siga jugando, el niño recibe dos mensajes distintos y, como es de esperar, se quedará con el que más le convenga. El mensaje que demos a nuestro hijo deberá ser siempre el mismo, ya venga del padre o de la madre.

En caso contrario, si mostramos abiertamente discrepancias en las consignas que damos al niño, él se dará cuenta e intentará aprovecharse de la situación. Si, por ejemplo, comprende que su padre es más permisivo con las nuevas tecnologías y la televisión, o que su madre lo es con los dulces, optará por pedir los caprichos a cada uno por separado según sea su tolerancia, consciente de que conseguirá la respuesta que él desea. Por eso es básico tener claras qué consignas se le quieren transmitir al niño y ceñirse a ellas. Esto no es óbice para transmitírselas de forma creativa, dialogar con él, explicarle los motivos, pero siempre dando la misma pauta.

¿Y LOS OTROS CUIDADORES?

Los padres pueden ponerse de acuerdo en qué quieren enseñarle a su hijo, pero ¿qué ocurre con los abuelos o la canguro? ¿Cómo saber si establecen las mismas pautas? ¿Cómo pedirles que sigan los horarios y las normas que los padres han elegido?

Más de una vez escuchamos que los abuelos malcrían a los nietos. Y a menudo es cierto. Por eso mismo es aconsejable que expliquemos a los cuidadores, abuelos o canguros, las normas que se siguen en casa para que también las sigan ellos.

2

LA IMPORTANCIA DE LA MERIENDA

Nuestro cuerpo y nuestro cerebro necesitan energía para funcionar a lo largo del día. Sabemos de la importancia del desayuno y del almuerzo a media mañana, pero ¿y la merienda? Es igual de importante, sobre todo para los niños, ya que entre la comida y la cena hay muchas horas de separación, y ellos siguen necesitando energía para afrontar la tarde. Recordemos que deben hacer los deberes, quizá practicar algún deporte o asistir a otras actividades extraescolares, además de jugar, crear, correr, saltar, bailar... En definitiva, ser niños. Y, para todo ello, necesitan comer. Por eso es imprescindible que no se salten la merienda.

En las etapas de crecimiento es sumamente importante que la alimentación sea equilibrada y variada para que el niño siempre tenga un aporte energético y los nutrientes necesarios para estar sano. El reparto uniforme de la energía a lo largo del día ayuda a que no pasemos demasiado tiempo sin comer y, en consecuencia, a evitar el picoteo (uno de los factores que fomentan los problemas de sobrepeso), y permite seguir sin problemas la actividad cotidiana.

Por esta razón, la merienda se aconseja especialmente en los niños y los adolescentes. En general, la comida y la cena suponen el 60 % del aporte calórico de una dieta, por lo que el resto (40 %)

debe dividirse en las tres ingestas que quedan: desayuno, almuerzo y merienda. Muchos nutricionistas consideran que esta última debería suponer alrededor del 15 % del aporte energético diario.

El problema radica en el tipo de merienda que consumen los niños. Actualmente, cada vez son más los que desayunan o meriendan bollería industrial, chocolatinas, refrescos o zumos azucarados, y esto no es lo que podríamos llamar una merienda saludable al no aportar ni la energía ni los nutrientes que necesitan para su desarrollo. Conscientes de la obstinación de los niños por este tipo de alimentos, muchos nutricionistas animan a los padres a probar diferentes alternativas. Así como a los pequeños les gusta la variedad en los juegos, imaginar y probar, ¿por qué no hacer lo mismo con la merienda? De esta manera se estimula su apetito, se demuestra inventiva y también se le invita a ser creativo.

A su vez, los nutricionistas advierten que es necesario respetar el apetito de los niños, que es diferente al de los adultos: es más inestable porque están creciendo. Quizá un día el niño no quiera merendar, y unos días después meriende el doble. Si una tarde no merienda o merienda poco, no pasa nada. Lo importante es inculcarle el hábito de hacerlo.

También es fundamental respetar un horario: el niño no puede merendar a última hora, porque podría interferir en su apetito para la cena, ni muy pronto, ya que, en este caso, quizá no aguante hasta la noche. Recordemos que se trata de un aporte energético para que pueda sobrellevar las horas de la tarde y realizar todas sus tareas, no una manera de tenerlo callado o distraído.

1. ¿DÓNDE MERENDAR?

De la misma manera que es importante fomentar el hábito de merendar, también lo es establecer un lugar en el que hacerlo. Si normalmente desayuna en la cocina o en el comedor, puede que lo mejor sea que también meriende en el mismo sitio. Eso sí: no debe hacerlo con la tele encendida, mirando el móvil o navegando por internet. Se trata de merendar, no de que coma cualquier cosa mientras está ocupado con otras distracciones.

Por supuesto, puede haber excepciones: si un día estáis dando un paseo por la calle o celebráis una fecha señalada, se puede merendar fuera de casa, e incluso preparar una merienda especial. Un capricho de vez en cuando no es malo; pero debe ser la excepción, no la regla, ya que de lo que se trata es de que aprenda buenos hábitos, que sean saludables y formen parte de su rutina diaria.

2. ¿QUÉ MERENDAR?

Como he remarcado, una merienda saludable no tiene por qué ser siempre idéntica ni aburrida. Lo que es importante es que sea equilibrada.

A veces, debido al tipo de alimentación con el que contamos, no ingerimos la cantidad de frutas o lácteos que nuestro cuerpo necesita. La merienda es un buen momento para compensar esa variación. Por ejemplo, si el niño ha tomado sólo un vaso de leche durante todo el día, se le puede dar un yogur para merendar; si ha tomado un postre lácteo y no fruta, se le puede dar ésta a media tarde. Así equilibramos no sólo la merienda, sino toda la dieta del día.

Esta comida debe incluir alimentos variados, ricos en nutrientes. Al igual que en el desayuno, se recomienda evitar los alimentos industriales, con grasas saturadas y azúcares refinados.

La merienda completa ideal estaría compuesta de:

- Cereales: pan, galletas o cereales, que ofrecen al niño la energía necesaria para el buen funcionamiento de su cuerpo y su mente.
- Productos lácteos: un vaso de leche (con o sin cacao), un yogur (natural o de frutas) o un trozo de queso. De esta manera, el niño toma calcio y proteínas, imprescindibles para su crecimiento.
- Fruta: una pieza de fruta o un zumo natural. Contiene fibra, vitaminas y es una buena manera de tomar las cinco raciones de frutas y verduras recomendadas. Es preferible evitar los zumos envasados, ya que, además de no tener tantas vitaminas, la cantidad de azúcar es más elevada.

Una opción saludable puede ser un combinado de alimentos representativos de estos tres grupos; por ejemplo, un vaso de leche acompañado de una pieza de fruta o cereales, pan con chocolate y una fruta, un bocadillo de jamón o queso o un yogur con fruta y galletas.

Como he señalado anteriormente, se puede variar e improvisar en las meriendas. De hecho, preparar la merienda puede ser una buena excusa para pasar un tiempo con nuestro hijo; por ejemplo, elaborando un bizcocho casero (mucho más saludable y divertido que la bollería industrial), haciendo galletas con formas diferentes, preparando un batido de frutas...

A MODO DE RESUMEN

- La merienda supone un paréntesis y una recarga de energía muy útil y necesaria para continuar la jornada o para acometer una serie de actividades que requieren un esfuerzo psíquico y/o físico, como las extraescolares, o los deberes y el estudio.
- Una merienda adecuada ayuda a controlar el sobrepeso. Merendar es siempre un recurso eficaz para calmar el apetito y no llegar a la cena con un hambre voraz (recordemos que la cena debe ser ligera para facilitar el sueño).

3

CÓMO CREAR UN BUEN HÁBITO DE ESTUDIO

Saber organizar el tiempo para los estudios no es imprescindible hasta que los niños llegan a cierta edad, cuando empiezan a tener los primeros deberes, entre los 6 y los 7 años, dependiendo de la escuela y de la línea pedagógica que siga ésta. Sin embargo, hay que tener en cuenta que los niños aprenden sus hábitos poco a poco, por lo que es interesante comenzar a prepararlos desde pequeños (a los 4 o 5 años) para que cuenten con un espacio propio y un rato para realizar ciertas tareas, aunque en el colegio no les hayan puesto deberes. ¿Cómo hacerlo? No se trata de que el niño se siente a la mesa porque sí. Lo que podemos hacer es ir acostumbrándolo a estar un rato en su habitación, sentado a su mesa, y que dibuje, lea un cuento o haga un collage. De esta manera, en su rutina va apareciendo la idea de un espacio y un tiempo de «trabajo» que ocupa en tareas más lúdicas, y que, llegado el momento en que los deberes sean obligatorios, ya habrá adquirido como hábito.

Otro de los puntos importantes es marcar un tiempo de estudio que les permita hacer otras cosas. Como ya he explicado antes, por la tarde el niño lleva a cabo muchas actividades. No es bueno que dedique todas las horas al estudio, pues también necesita tiempo libre para jugar, practicar deporte, distraerse, descansar, dibujar, crear... Para que esto sea posible, una estrategia que podemos poner en práctica es pactar con ellos cuánto tiempo creen que necesitarán para realizar los deberes. Como norma general, lo mejor es que las horas de estudio no se dilaten en exceso, ya que lo más probable es que acaben desconectando y no hagan sus tareas. El cerebro no puede estar tantas horas concentrado en lo mismo, sobre todo a esas edades.

Sin embargo, podemos plantear unos tempos aproximados dependiendo de la edad. Para los más pequeños, bastará con 10 o 15 minutos, tiempo que ampliaremos a medida que las materias se compliquen:

- De 6 a 8 años: 30-40 minutos de estudio, con pausas.
- A los 8-9 años: 45-50 minutos, con pausas.
- De los 10 a los 11 años: 1 hora aproximadamente.
- De los 12 a los 13 años: 90 minutos, con un descanso a los 45 minutos.
- De los 14 a los 17 años: de 90 minutos a 2 horas, con un descanso.

1. ¿CÓMO MOTIVARLOS A ESTUDIAR?

Enseñar a nuestro hijo a estudiar no es únicamente enseñarle que debe dedicar unas horas al día a realizar sus deberes. Hay que ayudarlos, motivarlos, hacer que sientan que no están solos y que van a ser capaces de resolver los problemas que tienen delante. ¿Cómo se consigue? Vinculándonos con ellos y con esa parte de su realidad.

¿Qué significa eso? Es muy sencillo. En lugar de enviarlos a su cuarto a hacer los deberes para que nos dejen tranquilos, o estar sólo interesados en los resultados que traen a casa, debemos mostrar interés por lo que han aprendido en clase, por sus tareas, hacer un seguimiento y felicitarlos por lo que hacen bien.

Esta medida no implica que estemos todo el rato encima de ellos, o que acabemos haciéndoles los deberes. No es aconsejable que nos sentemos a su lado durante todo el tiempo de estudio, porque lo que los niños necesitan es desarrollar poco a poco su autonomía, aprender a hacer las cosas solos; así aprenderán más. Se trata de encontrar un punto medio en el que ni los dejemos solos, como si no nos importara, ni estemos completamente encima. Hay que estar allí, demostrar que nos interesamos por lo que hacen, que los animamos y que pueden contar con nosotros si necesitan ayuda. No podemos hacerles las tareas del colegio, pero sí acompañarlos en el proceso.

En relación con este tema, es básico de qué modo valoramos el trabajo y el esfuerzo que realizan. Muchos padres se obsesionan con las notas de sus hijos, pero quedarse únicamente con este aspecto de su formación implica no tener en cuenta el proceso de aprendizaje. No se les puede exigir, sin más, que saquen sobresalientes si no somos capaces de comprender el esfuerzo que puede suponer para ellos llegar a un bien. Lo que debemos valorar es precisamente el empeño que ponen en ello: hay niños que tienen facilidad para estudiar y sacar buenas notas, mientras que para otros niños supondrá un gran esfuerzo conseguir un bien o un notable. Ninguna de las dos opciones es la buena o la mala, ya que tanto unos como otros merecen ser felicitados por su dedicación.

Tampoco podemos repetirles constantemente que «si no estudias no serás nadie ni nada en la vida», o amenazarlos o castigarlos. Se trata de motivarlos, que disfruten aprendiendo y comprobar lo útil que resulta. Debemos recordar que los hábitos se adquieren con el tiempo, poco a poco, con repetición y práctica.

2. LOS BENEFICIOS DEL HÁBITO DE ESTUDIO

Adquirir un hábito de estudio no sólo ayuda al niño a tener un horario compensado y a ser ordenado en su espacio. Este tipo de hábitos son imprescindibles para una buena formación académica y para su desarrollo personal, ya que consigue aprender toda una serie de habilidades (organización, esfuerzo, lógica, atención...) que le servirán más adelante.

A continuación se mencionan algunos de estos beneficios:

- Los hábitos de estudio permitirán al niño ahorrar tiempo y, a su vez, crear hábitos de organización y orden que le serán muy útiles no sólo en su etapa académica, sino también cuando llegue al mundo laboral.
- Al distribuir el tiempo adecuadamente a las tareas que debe llevar a cabo, se adquiere la rutina de estudiar todas las materias y, de esta manera, se genera un poso de conocimiento que le servirá a medida que los cursos avancen y la dificultad aumente.
- Los hábitos de estudio ayudan a crear un aprendizaje paulatino y significativo. Los conceptos van aprendiéndose paulatinamente y se pasa al siguiente nivel cuando éstos ya han sido comprendidos. Al trabajar un poco cada día, la evolución

sigue un ritmo constante y permite que el niño asimile mejor lo aprendido.

- Se adquiere el hábito de trabajar un poco cada día, de no dejarlo todo para el último momento y se fortalece la importancia del esfuerzo.
- Aporta seguridad y confianza y eleva el concepto que tiene de sí mismo, ya que a medida que comprueba los pequeños logros conseguidos, se siente más orgulloso de su labor y se refuerza la conducta.

3. EL LUGAR DE ESTUDIO

A la hora de crear un hábito, y sobre todo uno como el estudio, es imprescindible que tengamos claro que nuestro hijo necesita un espacio para trabajar. Es importante marcar un entorno concreto y con unas buenas condiciones para concentrarse y poder estudiar: una habitación ordenada, una mesa limpia y unos utensilios adecuados. También es recomendable que no haya televisión ni música ni ordenador en la habitación para que pueda concentrarse mejor. El ordenador debería estar situado en un espacio de la casa común y controlado por los padres.

Con el tiempo, el niño debe responsabilizarse de ese espacio, así como de sus tareas, de la agenda... Al principio, los padres pueden acompañarle en ese proceso, pero poco a poco irá ganando autonomía en su aprendizaje. Cuando ese momento llegue, si el hábito de estudio se ha aprendido correctamente, tendrá mucho ganado.

ALGUNOS CONSEJOS PARA AYUDAR A ADQUIRIR UN HÁBITO DE ESTUDIO

Para aprovechar bien el tiempo de estudio, es importante que nuestros hijos:

- Tengan la habitación y la mesa de estudio ordenadas para evitar distracciones.
- Tengan claro el horario de estudio y lo cumplan.
- Dediquen las mismas horas al estudio cada día, para adquirir una rutina diaria clara.
- Tengan la agenda siempre preparada para saber lo que tienen que hacer.
- Aprendan a organizar las tareas y su tiempo para sacar el mayor rendimiento.
- Aprendan a fijarse metas concretas, claras y accesibles para ser conscientes de lo que quieren realizar.
- Aprendan que todo requiere un esfuerzo.
- Empiecen siempre por las tareas más complejas, porque es cuando la mente está más despejada y menos cansada, y dejen las tareas más sencillas, como dibujar o buscar información, para el final.
- Reciban por nuestra parte el apoyo y el refuerzo positivo ante los logros que consiguen.

4

PREPARARSE PARA EL DÍA SIGUIENTE

Cuando hablamos de responsabilidades escolares no sólo nos referimos a los deberes, sino también a que el niño debe saber qué tiene que preparar para el día siguiente, que sepa hacerse la mochila o que, por ejemplo, esté al tanto de qué asignaturas tiene cada día de la semana. Aunque no forman parte propiamente del hábito de estudio, sí que constituyen tareas importantes a la hora de organizar su trabajo y de ordenar sus cosas, que permiten al niño tener claro lo que ha hecho y lo que tiene que hacer, así como responsabilizarse de que todo esté a punto. Una de las grandes excusas que utilizan los niños, sobre todo los mayores, a la hora de justificar por qué no han llevado los deberes a clase es que se los han olvidado en casa. Aunque en ocasiones es una excusa, en otras es cierto, y es que hay niños que no han aprendido a preparar sus cosas y a responsabilizarse de ellas.

Como en el caso de las otras responsabilidades y hábitos, no podemos exigir a nuestros hijos que los cumplan todos desde el primer día y sin vacilar. Debemos plantear tres o cuatro objetivos prioritarios como máximo: que sepan qué material deben tener listo para el día siguiente y comprobar que está todo en la mochila, ser conscientes de las asignaturas del día (por si deben preparar también la bolsa de deporte o incluir el instrumento musical), repasar en la agenda si han hecho todas las tareas o si había que llevar a clase algo especial... Una vez se ha decidido cuáles son esos objetivos, al principio los padres podrán acompañarlos en el proceso, prepararlos, preguntarles y animarlos, progresivamente, a que sean ellos mismos los que se acuerden de todo. Así los empujamos poco a poco a recordar y son ellos quienes se hacen responsables de sus cosas. Por eso mismo resulta básico que nos centremos en pocos elementos, para que tengan claro lo que les pedimos y se centren realmente en asumir esas responsabilidades.

Si los niños son pequeños, podemos preparar juntos la mochila, cantando o jugando al tiempo que los ayudamos, para que vayan asumiendo el hábito. Más adelante ya tomarán conciencia de lo que hacen y por qué deben hacerlo.

Además, si cada día por la mañana les preguntamos, antes de ir al colegio, si lo tienen todo listo, cuando nos contesten podemos hacer un refuerzo positivo, felicitarlos por haberlo dejado todo preparado. No debemos presionar a nuestro hijo o enfadarnos con él si no se acuerda de lo que tiene que hacer a la primera. Como en todo hábito, debemos ayudarle, proporcionarle las herramientas necesarias y apoyarle durante el proceso de aprendizaje. En el momento en que no nos centramos en los defectos, sino que animamos a nuestro hijo y somos un elemento más de soporte en esta fase, podemos alimentar su motivación y conseguir que se sienta capaz.

1. ALGUNOS CONSEJOS PARA APRENDER A PREPARAR EL MATERIAL DEL DÍA SIGUIENTE

Como adultos, sabemos lo importante que es preparar las cosas con tiempo. Hay quienes necesitan dejar la cartera y la ropa listas para el día siguiente como condición para poder desconectar completamente del trabajo y dedicarse a otros quehaceres, o irse tranquilos a la cama conscientes de que está todo en orden. Si hay adultos que actúan de este modo y les resulta beneficioso, ¿por qué no los niños?

De la misma manera que es bueno aprender el hábito de estudio y comprender la importancia de haber finalizado todas las tareas de la escuela, también lo es que los niños puedan dedicar la tarde exclusivamente a su tiempo libre y, por la mañana, centrarse sólo en el desayuno y en empezar el día con energía. Si les inculcamos la costumbre de dejar preparada la mochila después de haber hecho los deberes, de utilizar la agenda para que no se les olvide ningún material de clase y de comprobar que está todo dentro, entonces podrán desconectar del colegio y pasar la tarde jugando y disfrutando del tiempo libre.

Como he comentado, una buena manera de hacer que aprendan el hábito de preparar el material escolar con antelación es organizar su mochila con la agenda delante. Al principio, es importante que lo hagamos con ellos y los motivemos a participar porque aprender a utilizar una agenda o un horario no es sencillo y requiere tiempo. Si vosotros los ayudáis y estáis a su lado para enseñarles cómo hacerlo, será mucho más fácil.

También es recomendable que dejen lista la ropa antes de irse a dormir, ya que así no tendrán dudas sobre cómo vestirse por la mañana. Es una forma perfecta de no saturar las mañanas con preparativos y conseguir que la hora de levantarse y prepararse para ir al colegio sea lo más tranquila posible.

Como en todo aprendizaje de un hábito, se sugiere a los padres que hagan un seguimiento de sus hijos durante los primeros días para valorar cómo lo hacen y revisar que no falte nada. Poco a poco irán adquiriendo confianza en sí mismos y acabarán haciéndolo solos.

Una vez ellos han aprendido a organizarse por sus propios medios y nosotros hemos comprobado que lo hacen bien, será el momento de apartarnos un poco y, simplemente, preguntarles si lo tienen todo listo.

5

CÓMO CREAR EL HÁBITO DE PARTICIPAR EN LAS TAREAS DEL HOGAR

Los niños imitan. Algunas madres, al ver que sus hijos cogen un trapo y lo van pasando por el suelo o por los muebles, o incluso por los muñecos, se preocupan pensando que deben de pasarse el día limpiando y que por eso el niño hace lo mismo. Probablemente no sea tan exagerado y no esté todo el día limpiando. Lo que sí es cierto es que los niños, así como copian ciertos comportamientos y actividades, también lo pueden hacer si ven a sus padres limpiar. Como en el resto de los hábitos, el de la limpieza, el orden o las tareas del hogar se enseña predicando con el ejemplo, marcando pautas, horarios y reforzando positivamente al niño cada vez que hace lo que le hemos pedido.

Encargarse de algunas tareas del hogar permite al niño aprender valores y hábitos como la responsabilidad, el orden o la importancia de compartir. Además, la sensación de poder ayudar a los adultos, de realizar aquello mismo que hacen sus padres, contribuye a su autoestima y fortalece sus habilidades, y, a su vez, el niño consigue sentirse parte de un equipo, importante, capaz. Eso sí, debemos tener en cuenta que las tareas que podemos pedirle a nuestro hijo deben ser acordes con su edad. Por norma general, a los niños de entre 2 y 4 años les gusta ayudar, imitan a sus padres en las tareas del hogar, y ése es un buen inicio para enseñar este hábito.

1. ¿QUÉ PODEMOS PEDIR?

De la misma manera que no le pedimos a un niño de 2 años que lea o escriba, tampoco podemos pedirle que con 3 años ponga y saque la vajilla, los cubiertos... del lavaplatos. Cada actividad tiene su momento y es importante saber cuáles son los límites de nuestro hijo. Si queremos motivarle a que siga aprendiendo, a que se supere a sí mismo, no es bueno exigirle tareas que no pueda llevar a cabo, ya que lo único que conseguiremos será generarle un sentimiento de frustración que acabará provocando que pierda la motivación. Por supuesto que debemos enseñar a nuestro hijo que existe la frustración, pero tampoco se trata de empujarle a ella. Si, por ejemplo, le pedimos que lave los platos por primera vez, y se le rompe uno, no podemos reprenderle por ello. A todos se nos puede romper un plato, un vaso o se nos puede caer algo al suelo. No olvidemos que está aprendiendo, y que para motivarle a seguir haciéndolo, debemos mostrar que confiamos en él para que así pueda confiar en sí mismo.

La primera premisa que hay que tener en cuenta a la hora de enseñar a nuestro hijo un hábito es que los niños aprenden poco a poco, a pequeños pasos. No podemos pretender que simplemente con enseñarle cómo se dobla la ropa sepa hacerlo al día siguiente. Por esta misma razón, tampoco podemos exigirle que aprenda una gran cantidad de tareas de golpe. Lo ideal es esperar a que consolide unas cuantas responsabilidades que estén al nivel de su capacidad y, una vez sepamos que puede llevarlas a cabo y se siente cómodo con ellas, pedirle otras.

Otra premisa importante es concienciarnos de que hay obligaciones que, dependiendo de la edad, no debemos exigir. Las responsabilidades que proponemos a nuestros hijos deben ser equivalentes a su edad y, sobre todo al inicio, deben estar más relacionadas con ellos mismos que con la familia o con la casa. Recordemos que lo que buscamos al enseñar a nuestro hijo a colaborar en las tareas domésticas no es que nos descargue de ellas, sino que adquiera un hábito que es bueno para su desarrollo. Aprender la importancia del orden, la limpieza y la responsabilidad. Y es básico que lo asimile desde pequeño porque, en caso contrario, después será difícil —por no decir casi imposible— conseguir que en plena adolescencia se ponga a colaborar.

Por eso, una buena forma de iniciarlos en el hábito de colaborar en casa, ordenar y responsabilizarse de sus tareas es, precisamente, centrarnos en aquellas relacionadas con su propia personalidad, su espacio y su vida: tener ordenada su habitación, sus juguetes, su ropa, respetar los hábitos de higiene...

Cuando el niño esté preparado y ya domine su espacio personal, podremos ir introduciendo obligaciones domésticas poco a poco. Resulta útil si le pedimos directamente que nos ayude en algo; así, el niño se siente más seguro porque sabe que no lo está haciendo solo. Debemos acompañarle, enseñarle y luego, de forma progresiva, dejar que lo haga por sus medios, porque «ya lo sabes hacer muy bien».

Para que los niños tomen conciencia de lo que les pedimos, hay que fijar objetivos concretos para ahorrarles momentos de duda. Para ello, podemos utilizar una tabla en la que señalemos los días de la semana y los objetivos que pedimos, mediante fotos, dibujos, palabras o frases cortas: «hacer la cama», «dejar el baño limpio después de usarlo», «dejar los platos en la cocina»... No debemos poner más de seis o siete objetivos y siempre en función de la edad del niño.

El procedimiento sería el siguiente: cada día colocamos una cruz encima de la tarea que ha realizado y, por ejemplo, una raya en caso de no haberla hecho. Al final de la semana sumamos los puntos y, cuando acaba el mes, vemos el resultado final. Esta tabla puede emplearse como incentivo: si se cumplen las expectativas pactadas entre padres e hijos y el niño lleva a cabo todas las tareas, todos los días, se le puede dar un incentivo. No me refiero a comprarle un regalo o permitir que se salte sus horarios, pero sí a ir al cine a ver una película el fin de semana o ir a tomar un helado o un chocolate a la taza...

De esta manera, mantenemos alta la motivación del pequeño y éste tiene muy presente sus obligaciones y las hace de forma lúdica. Además, también se evita la aburrida, tediosa e infructuosa rutina de repetir una y otra vez lo que tiene que hacer. El niño lo sabrá muy bien y será consciente de que, además, al cumplir con sus obligaciones, sus padres estarán contentos y le felicitarán. Recordemos que al reforzar positivamente y al incentivar a nuestro hijo, nos estamos asegurando de que esos hábitos se consoliden. Eso sí, la tabla no debe usarse durante mucho tiempo: máximo uno o dos meses, para evitar que el pequeño se aburra y pierda la motivación.

BENEFICIOS DE CREAR HÁBITOS PARA PARTICIPAR EN LAS TAREAS DEL HOGAR

Al enseñarle a nuestro hijo la importancia de ayudar en casa y de mantener el espacio propio ordenado y limpio, le estamos transmitiendo una serie de valores y habilidades que le serán muy útiles a lo largo de su vida:

- **Responsabilidad:** Al hacerle partícipe de las tareas (poner la mesa, ayudar a hacer la compra u ordenar la habitación), también se le inculca la responsabilidad de realizar esas mismas tareas. Aunque sean pequeñas y pocas, cada vez es más consciente de la importancia de responsabilizarse de sus cosas y de lo que se le ha pedido.
- **Independencia y autoestima:** Al permitir que, poco a poco, vaya realizando tareas por sí mismo, le estamos dando autonomía, independencia, y de esta manera le ayudamos a fortalecer su autoestima y sus habilidades.
- **Adaptación social:** Adquirir cierto compromiso con las tareas del hogar cuando el niño aún es pequeño le ayudará más adelante a incorporarse a una sociedad en la que hay que trabajar, tanto fuera como dentro del hogar, y en la que la responsabilidad, el esfuerzo y la capacidad de cumplir con las propias obligaciones es fundamental.
- **Valoración del trabajo:** Al aportar su granito de arena, comprende mejor el esfuerzo y la importancia del trabajo de los demás.
- **Cooperación:** El hogar es un ámbito estupendo para aprender las ventajas de colaborar: trabajando todos en equipo, las cosas se hacen bien, se disfruta y se termina antes.

2. LA IMPORTANCIA DEL ORDEN

El orden es un concepto y un hábito primordial para el buen desarrollo de nuestro hijo. De hecho, aprender a tener la habitación ordenada y cada cosa en su sitio nos ayuda, tanto a los adultos como a los niños, no sólo a sentirnos más a gusto en nuestro espacio, sino también a conseguir un orden mental que contribuye al equilibrio emocional.

Pero ¿qué entendemos por orden? Es habitual escuchar a mucha gente opinar que el orden es subjetivo, que cada persona tiene un concepto diferente de lo que es la limpieza y el orden. Y es cierto, pero aunque esa diversidad debe ser respetada, no cabe duda de la necesidad de enseñar a nuestros hijos lo que es el orden. Y, para ello, en muchos casos tendremos que predicar con el ejemplo, ya que le será más fácil comprender lo que es tener un armario ordenado si ve uno.

Por supuesto, no existe un único parámetro que indique cómo debe distribuirse una habitación o cómo deben estar ordenadas las camisetas en un armario. Hay quien las ordena por colores y hay quien, simplemente, las dobla o las cuelga de una percha. En cualquier caso, tienen un lugar fijo, propio, que no es encima de una silla o tiradas en el suelo. Se trata de mantener las cosas en el sitio en el que vamos a encontrarlas cuando las necesitemos. Aunque hay personas que afirman que tienen más facilidad para encontrar sus cosas en el caos que en el orden, lo cierto es que nuestro hijo necesita orden, no caos; un orden que le permita estructurar su espacio exterior e interior, estar más calmado y sentirse seguro.

Como ya hemos visto en el capítulo dedicado a los hábitos de estudio, es imprescindible, para el buen desarrollo de nuestro hijo, que tenga su habitación y su espacio de juego y de trabajo ordenados, porque así favorecemos una sensación de seguridad y tranquilidad muy necesaria para su crecimiento y desarrollo.

Esto tampoco significa que debamos ser intransigentes y convertirnos en unos sargentos del orden. Si un día, por las prisas o porque ha sido un día especial, las cosas se quedan por en medio, no pasa nada; no obstante, tenemos que recordarle a nuestro hijo que es una situación excepcional y que, al día siguiente, tendrá que ordenarlo todo. Si le hemos insistido en la importancia del orden, debemos mantenernos firmes y ser consecuentes, pero también tener la capacidad de ser flexibles en determinados momentos.

3. JUGAR A ORDENAR

Es fundamental transmitir la importancia del orden y de responsabilizarse del propio espacio, tanto del lugar en el que guarda los juguetes como de la limpieza de la mesa en la que dibuja, lee o estudia. Para que esta idea quede clara, debemos practicar el orden desde el principio. Pero ¿cómo transmitir esta idea a los más pequeños? Una buena opción es mediante el juego.

Existen muchas canciones y cuentos que hacen referencia al valor del orden y la limpieza. Cantar y contar estas historias es una buena manera de comunicar, de forma lúdica, un hábito básico que, poco a poco, tendrá que ir asumiendo.

También podemos utilizar otras estrategias para que el niño ordene de manera divertida, a través del juego, y viva esta tarea como algo estimulante:

- **Ordenar por tamaño:** Una propiedad muy visual y fácil de identificar en los objetos, ya sean juguetes, libros o ropa, es el tamaño. Cuando enseñemos a nuestro hijo a ordenar, al principio lo haremos con él. ¿Por qué no jugar con los tamaños de los libros o los juguetes? Podemos proponerle guardar los juguetes en orden, primero los más grandes y luego los más pequeños. Es un concepto que entenderá y podrá ser divertido si además nosotros le acompañamos en el juego y le decimos que un juguete pequeño es grande o al revés, provocando risas y fomentando la comunicación entre padres e hijos.
- **Ordenar por colores:** Cuando el niño ha aprendido los colores, puede ordenar los libros o su ropa siguiendo este sistema.
- **Ordenar o limpiar al ritmo de la música:** Hay mucha gente que pone música cuando toca día de limpieza. ¿Por qué no hacer lo mismo con el niño? Podemos ir cantando mientras recogemos los juguetes e incluso hacer carreras para ver quién llega antes a guardarlos en su cesto.
- **Aprovechar las nuevas tecnologías:** Existen juegos en internet con los que el niño aprende a ordenar una habitación.
- **Otras ideas:** También podemos utilizar otros juegos para enseñarle el concepto de «orden». Por ejemplo, si le hemos contado un cuento y le apetece dibujar algunas de sus escenas, después podemos pedirle que las sitúe en el orden en que han ocurrido. Aunque no trabaja el orden espacial, sí que le ayuda a aprender el orden temporal y mental, lo cual también es importante en el desarrollo del niño.

4. A MODO DE RESUMEN

Para enseñar a nuestros hijos la importancia de colaborar en casa, de ordenar y de mantener limpio su espacio personal, debemos recordar ciertas pautas:

1. **Conocer las capacidades de nuestro hijo:** A menudo, los padres subestiman las habilidades de sus hijos. Es importante no pedirles que realicen tareas para las que aún no están capacitados, pero también lo es dejar que hagan las que sí están a su alcance. Los hábitos se adquieren con el ejemplo y con la práctica. Además, permitirles participar poco a poco de las tareas hace que se sientan útiles, que forman parte de la familia y, a su vez, perciben que sus padres están contentos al ver lo que ya saben hacer.
2. **Escoger tareas apropiadas para su edad:** En relación con el punto anterior, debemos tener en cuenta que si asignamos una tarea demasiado complicada al niño, probablemente no la pueda hacer y se frustre. Por eso es básico tener claro qué puede hacer y qué no. A los 2 años es posible que ya pueda:
   - Dejar la ropa sucia en el cesto designado para ella.
   - Tirar un pañal sucio a la basura.
   - Recoger los juguetes.

   A los 3 años, probablemente ya podrá aprender a:
   - Recoger su plato de la mesa.
   - Ordenar libros por tamaños o calcetines por colores.
   - Dar de comer a su mascota, siempre con la supervisión paterna.

A los 4 años, empezará a ser capaz de:

- Ayudar a poner la mesa.
- Ayudar a hacer la compra (se le puede dar la lista y enseñarle a coger las cosas y meterlas en el carro).
- Barrer con una escoba de niño.
- Ayudar a preparar algún elemento de la comida, siempre y cuando sea bajo la vigilancia paterna y sin elementos peligrosos.

3. **Comenzar por su espacio personal:** El hábito de higiene personal es uno de los primeros que aprende el niño a hacer solo, igual que vestirse. Al principio se le acompaña y se le ayuda, pero llegará un momento en que podrá hacerlo solo. Lo mismo ocurre con su habitación. Es la primera que aprenderá a ordenar al ser su espacio, porque le habremos enseñado la importancia de que cada cosa esté en su sitio, que sus juguetes estén guardados y su mesa limpia. Si aprende con lo cercano, después podrá ir incorporando otras tareas.
4. **Tener paciencia:** Los niños no van tan rápidos como los adultos en hacer ciertas tareas. Recordemos que estamos enseñándoles a que adquieran el hábito de participar, de ayudar en casa. Y eso requiere tiempo. Probablemente se equivoquen, pero es parte del aprendizaje. No podemos exigirles la perfección, ni que lo hagan bien a la primera. Tampoco podemos enfadarnos con ellos si al principio no consiguen hacer correctamente lo que se les ha pedido. Deben sentir que los apoyamos, que los animamos a intentarlo de nuevo y que valoramos su esfuerzo y sus logros.
5. **Refuerzo positivo:** Relacionado con lo anterior, para que nuestro hijo adquiera un hábito, es importante transmitirle lo

orgullosos que estamos cuando consigue algo. A base de críticas y amenazas el niño no aprenderá, sino que acabará por rechazar ese hábito que estamos intentando inculcarle.

6. **Una cosa cada vez:** Pretender que nuestro hijo haga diez cosas al mismo tiempo, o recuerde una lista de tareas interminable, es esperar demasiado. Mientras el niño va aprendiendo, lo mejor es pedirle primero una cosa y luego otra. Más adelante, cuando ya sea capaz de llevar a cabo más de una tarea por sí mismo, se puede confeccionar una lista, con dibujos o fotos que le ayuden a recordar, crear un cuadro de la semana y de dichas tareas, e ir marcando las que hace y las que no.
7. **Entre hermanos:** En el caso de las familias numerosas, es recomendable que cada hijo tenga una tarea, pero que no sea siempre la misma, sino que vayan rotando para que no se aburran.
8. **Puede ser divertido:** El problema de las tareas del hogar es que tienden a ser repetitivas y, por tanto, aburridas. Pero podemos hacerlas divertidas. Se puede utilizar música, contar alguna historia que muestre cómo otro personaje hace las tareas que el niño está aprendiendo... Otra manera de conseguir que no se aburra es pedir que nos ayude con algo nuevo de vez en cuando. De este modo, estimulamos su participación, demostramos confianza en él y eso hace que se sienta orgulloso, mayor y con ganas de ayudar.

6

EL TIEMPO LIBRE: UN ESPACIO IMPRESCINDIBLE

Como he señalado antes, muchos son los elementos que componen las tardes de nuestros hijos. Más allá de los deberes, también existe un tiempo libre donde pueden ejercitar su autonomía, su creatividad... Actualmente, existe cierta tendencia a considerar que el tiempo libre o el ocio está relacionado con el consumo, con gastar o con el exceso de actividades, que acaban por acumularse e impiden que el niño realmente pueda gozar de esos momentos. Para evitar esta asociación, debemos educarle en un buen uso y disfrute de ese tiempo. Y lo mejor que podemos hacer para que un niño adquiera un hábito, como ya he explicado, es predicar con el ejemplo.

En primer lugar, debemos recordar que el tiempo libre no tiene por qué ser sinónimo de consumo o de inactividad. Se puede descansar y desconectar de muchas maneras que no sea ver la televisión o comprar por comprar. Hoy en día, es habitual que muchos niños empleen su tiempo libre jugando con el ordenador, la consola o sentados delante del televisor. Si nosotros hacemos lo mismo con nuestro tiempo libre, es normal que ellos lo imiten, y no podremos pedirles que hagan algo distinto porque nosotros tampoco lo hacemos. Por eso mismo, es bueno utilizar parte de ese tiempo libre en actividades creativas, lúdicas y comunicativas, que favorezcan la imaginación, los valores, los recursos y el desarrollo de la personalidad del niño. Mediante el juego, sobre todo si nosotros también participamos, los padres podemos descubrir qué les gusta a nuestros hijos, cuáles son sus habilidades, si tienen alguna preocupación o si les ha pasado algo en clase. Ese tiempo libre compartido permite que nos acerquemos a nuestros hijos, que los conozcamos mejor para establecer una relación sana.

Tampoco debemos olvidar que las actividades de ocio no tienen que ser imposiciones, sino estímulos que despierten el interés de los pequeños. No se trata de estresarlos, saturarlos u obligarlos a estar activos, sino de enseñarles distintas formas de disfrutar de ese tiempo, que pueden emplear para participar en juegos y actividades, algo que les resulta imposible en otros momentos del día.

Asimismo, cuando pensemos en el tiempo libre de nuestros hijos debemos considerar que, además de actividades extraescolares pautadas, existen otras opciones interesantes fuera de casa, como narraciones de cuentos, teatro infantil o talleres esporádicos, todas ellas igual de creativas y estimulantes, con las que se aprenden valores como la convivencia, la participación y compartir con los demás. Están menos regladas que las clases o los deportes, pero gozan del mismo aprecio de cara a su desarrollo y crecimiento intelectual y emocional.

1. ¿CÓMO PLANEAR EL TIEMPO LIBRE?

El tiempo libre del niño puede llenarse de diferentes maneras. Una de sus actividades más naturales y espontáneas es el juego, entendido en el sentido amplio, es decir, su capacidad creativa, imaginativa, que va mucho más allá de los juguetes y que puede llevarle a crear historias y personajes, a dibujar, pintar, cantar, bailar... Todas y cada una de estas actividades son ideales porque alimentan y potencian su capacidad y habilidad. Con esto no quiero decir que no pueda ver la tele o jugar a la consola; lo que debemos procurar es que ésa no sea la única opción de tiempo libre que le quede. Los padres pueden ayudarle a organizar, a pensar y a crear su espacio, su tiempo libre. Si lo aparcamos delante de una pantalla porque así no molesta, estaremos privándole de todo el abanico de posibilidades que sus horas de ocio le ofrecen.

Ocurre lo mismo con las extraescolares. Por diversas razones, cada vez hay más niños que, además de sus clases normales, tienen una actividad extraescolar diferente cada día. Esto conlleva que lleguen tarde a casa, más cansados y con menos tiempo para dedicar a sus tareas y a ellos mismos. No es malo que aprovechen sus horas después de clase para aprender un idioma, practicar un deporte o a que les enseñen a tocar un instrumento; sin embargo, tampoco podemos abrumarlos con tareas extras que les resten tiempo para centrarse en otras necesidades y aprendizajes más allá de los puramente académicos.

De hecho, el juego es uno de los mecanismos más naturales que un niño tiene de tomar contacto con el mundo, con los demás y mediante el que puede aprender a relacionarse, a crear, a afrontar los problemas; mediante el juego imagina, propone e inventa. Así, su personalidad y autoestima crecen de forma más equilibrada y sana.

El problema a veces es que los padres organizan el tiempo libre de los hijos sin tener en cuenta sus preferencias, habilidades o necesidades. Obligar a un niño a jugar a tenis, cuando lo que realmente le gusta es el fútbol o la guitarra, hace que vaya a regañadientes a ese curso y no lo disfrute. De lo que se trata es de motivarlos, de ofrecerles alternativas, de guiarlos, sin presión y sin imposición, para que aprendan a planear y a gozar de su tiempo de ocio.

Los padres también debemos considerar que esos momentos no sirven únicamente para que los pase él a solas. Por supuesto, necesita su espacio, pero también necesita saber que estamos allí, que participamos en su vida. No sólo debemos habilitarle un lugar donde jugar, pintar, leer o bailar, sino también estar a su lado leyendo con él, creando algún personaje o algún dibujo, e incluso mientras ve la televisión, para poder explicarle lo que no entiende o para poder comentar las dudas que puedan surgirle. De esta manera, además de disfrutar del tiempo libre, se generan unos vínculos sólidos entre padres e hijos, y lo mismo entre hermanos.

2. ¿POR QUÉ ES IMPORTANTE EL TIEMPO LIBRE?

Ese momento del día en que podemos dedicarnos a nosotros mismos, a no trabajar, a no estudiar, es fundamental porque nos permite relajarnos, disfrutar, crear y descansar. Por eso es importante que seamos conscientes de ese espacio y enseñar a nuestros hijos a disfrutarlo de forma sana, para que aprendan a tener inquietudes, hobbies, ganas de hacer cosas nuevas, de descubrir, de aprender, de crear... No se trata simplemente de dejar pasar las horas ocupados en cualquier actividad porque sí.

Además, es el momento apropiado para que comprendan y adquieran una serie de valores. Para ello, debemos estar cerca y señalarles, por ejemplo, que lo importante del deporte no es únicamente ganar, sino también jugar, compartir, aprender; o que no va a jugar mejor por tener más juguetes. Nosotros somos un pilar básico en su aprendizaje y, si queremos transmitirles hábitos saludables en este terreno, no podemos desentendernos, porque lo que adquieran ahora, lo utilizarán más adelante.

El tiempo libre debe permitir el desarrollo de la autonomía del niño y dar paso a su expresión personal, posibilitando que haga lo que le gusta. Esto no significa que deba hacerlo solo, pues las horas de ocio suponen una excelente oportunidad para que nuestro hijo conozca nuevos amigos y así amplíe sus vínculos sociales, imprescindibles para su crecimiento y su apertura al mundo.

Por si esto fuera poco, aprender a hacer un buen uso del tiempo libre facilitará que el niño se relaje y desconecte. Así como un adulto necesita descansar su mente tras una jornada laboral, el niño también precisa de ese momento de desconexión. El desgaste físico y psíquico (atención, retención, ejercitación...) que sufre, a menudo se acentúa cuando los horarios escolares (o laborales de los padres) no se adaptan bien a su ritmo, o cuando los niveles de exigencia lo sobrepasan, o cuando no descansa correctamente. Si enseñamos a nuestros hijos a hacer sus tareas, a respetar sus horarios y a disfrutar de su tiempo libre, ese desgaste será menor y su descanso mejorará.

EL PAPEL DE LOS PADRES

Los padres deben participar activamente en el aprendizaje de sus hijos y en su comprensión del tiempo libre. Para ello, podrán implicarse:

- Actuando siempre como estímulo: despertando interés, dando ánimo, ofreciendo alternativas, alimentando su imaginación y no coartando sus iniciativas (siempre que no sean completamente descabelladas).
- Facilitándoles lugares donde puedan practicar diferentes actividades fuera del hogar (bibliotecas, talleres, centros para espectáculos, juegos, deportes o hobbies).
- Permitiendo que practiquen diferentes hobbies, proporcionándoles la información y el apoyo necesarios.
- En definitiva, acompañándolos y apoyándolos en su proceso de descubrir el mundo, sus oportunidades, posibilidades y capacidades propias.

3. OCIO Y DIVERSIÓN

Varios psicólogos defienden que el ocio es una de las mejores maneras de desconectar; esta desconexión, si bien puede ir asociada al descanso físico, también tiene que ver con el psicológico, ya que rompes con el trabajo y con las preocupaciones, y te permite disfrutar, cambiar, innovar e inventar. Aprender a hacer cosas nuevas y diferentes, a distraerse, a dejar de lado los problemas y las obligaciones durante unas horas, es una forma ideal de descansar la mente; ello, a la larga, hace posible que el cuerpo también descanse.

Y es difícil pensar en el ocio como algo aburrido, porque casi siempre lo asociamos con la diversión. La diversión humana implica disfrutar de la vida, de las relaciones personales, de las habilidades y capacidades de las personas. Divertirse es, de alguna manera, crear (complicidades, opciones, relaciones...).

BENEFICIOS DE LA RISA

Una de las expresiones más habituales de la diversión es la risa. Hay adultos a quienes les incomoda la risa de los niños, porque a veces es excesiva o los lleva a sobreexcitarse. Pero lo cierto es que la risa tiene muchos beneficios:

- Mejora la respiración y la circulación, favoreciendo el trabajo cardíaco.
- Ayuda a la digestión.
- Potencia la creatividad y la imaginación.
- Fortalece el sistema inmunológico.
- Libera endorfinas que actúan como eliminadores naturales del dolor y producen una sensación de bienestar general.
- Reduce la tensión y la ansiedad.
- Mejora nuestras relaciones.
- Nos permite desarrollar una actitud positiva ante la vida.
- Favorece la autoestima, así como la salud emocional y mental.

4. EL DEPORTE Y EL TIEMPO LIBRE

Una buena manera de disfrutar del tiempo libre y de aprender a compartir, a seguir unas reglas, unos horarios o unos valores, es el deporte. La práctica del deporte es positiva para el niño tanto a nivel físico como a nivel personal y social. Los beneficios son múltiples: los ayuda en su desarrollo psicomotor y a relacionarse, a trabajar en equipo y a seguir unas normas, así como a reconocer la importancia del esfuerzo y de las metas.

El deporte podría considerarse un juego, pero hay que tener en cuenta que existen ciertas diferencias entre jugar —una actividad completamente lúdica sin una finalidad concreta— y la práctica de un deporte como tal —cuyo objetivo es competir y ganar—. En su concepción más general, el deporte se puede practicar de muchas formas: en el patio del colegio con los compañeros de clase, en el parque, los fines de semana...

Sin embargo, las cosas cambian un poco cuando nos situamos en el mundo del deporte reglado y entendido como una competición. De la misma manera que en el patio del colegio hay unas normas que seguir pero no hay otra meta que la de divertirse, cuando se forma parte de un equipo, ya sea de fútbol, hockey o atletismo, se aprenden otros valores y se toma conciencia de otros conceptos, como colaborar en equipo, aprender a perder, no ser agresivo...

Si nos damos cuenta, el deporte como juego existe desde que somos pequeños. Hay muy pocos niños que no hayan jugado a pasar la pelota a sus padres de forma anárquica, por pura diversión. Lentamente, se van introduciendo algunas normas: que la pelota alcance el pie de alguien, o que pase entre dos juguetes que hacen las veces de portería. Sin hablar propiamente de deporte, el niño se da cuenta de lo agradable y divertido que es jugar con la pelota. Esa diversión va ampliándose, y pasa de ser compartida con los padres a hacerlo con los amigos, en el colegio, en el parque...

BENEFICIOS DEL DEPORTE

- Contribuye al aumento de su autoestima y a tener más confianza y seguridad. En el caso de niños tímidos, los deportes de equipo los pueden ayudar a socializar y a perder el miedo.
- Es bueno para su estado mental, ya que está demostrado que practicar deporte relaja, ilusiona y hace que desconecten.
- Mejora su salud física y contribuye a ejercitar y a desarrollar sus habilidades motrices, a mejorar sus reflejos, su agilidad y otras facetas corporales.
- Les permite experimentar actividades que tienen estructura, reglas, objetivos y resultados específicos.
- Desarrolla habilidades físicas y sociales como la velocidad, el manejo de la distancia, la profundidad, la fuerza, el juego limpio y el trabajo en equipo.
- Motiva la concentración, la participación y la colaboración. También aprende la importancia del esfuerzo y el valor que tiene más allá del triunfo final, que, a pesar de ser un factor básico de refuerzo, no es lo único que hay que tener en cuenta en el deporte.

5. ¿Y POR QUÉ NO SALIR DE CASA UN RATO?

El tiempo libre también puede ser una excusa perfecta para salir de casa. De hecho, muchos padres acostumbran a llevar a sus hijos al parque, un espacio donde el niño puede distraerse, socializar y disfrutar del aire libre, aunque hay muchas otras opciones.

Salir de casa permite al niño descubrir cosas nuevas. Por ejemplo, una visita al zoológico le ofrece la posibilidad de ver en vivo y en directo los animales que aparecen en los cuentos o que ha visto en la televisión. Asimismo, participar de las fiestas del barrio o de las actividades de los centros culturales cercanos también es una buena oportunidad para intervenir en juegos grupales y conocer a otros niños de su edad.

Aunque este tipo de actividades al aire libre suelen tener lugar durante el fin de semana o en período vacacional, es importante recordar los beneficios que reportan al niño:

- Tienen un componente de aventura que estimula su desarrollo motor y constituyen el entorno donde se darán los primeros tanteos de sociabilidad.
- Según el tipo de actividad, permitirá a los padres enseñar la importancia de compartir, así como la resolución de conflictos.
- Son una excelente alternativa de pasar tiempo en familia, de crear vínculos y de permitir que el niño pueda desarrollar tanto su capacidad motora como su capacidad imaginativa y mental.

7

¿Y SI CANTAMOS?

«Debajo un botón-ton-ton...», «Cinco lobitos tiene la loba, cinco lobitos detrás de una escoba», «El patio de mi casa es particular, cuando llueve se moja...». Cantar es una actividad que une mucho a padres e hijos. A todos los niños les gusta la música y las canciones bonitas; despiertan en ellos sensaciones y sentimientos agradables que mejoran su estado. La música tiene ese poder. Una persona puede estar de mal humor, pero sentirá de nuevo alegría cuando escuche su canción favorita; así de sencillo, porque la música conecta directamente con nuestras emociones. Imaginad, entonces, los bonitos sentimientos que podéis despertar en vuestro hijo si le cantáis las canciones que más le gustan. Como decía el famoso escritor de cuentos infantiles Hans Christian Andersen: «Donde fracasan las palabras, la música habla».

Además, no hace falta ser un experimentado cantante para entonar una sencilla melodía. Por tanto, no caben las excusas para no cantarle a vuestro hijo la canción que más le guste. Compartir esta actividad con los hijos genera conexiones gracias a las sensaciones y los sentimientos que se despiertan. Fijaos de qué modo hablamos los adultos a los bebés de unos meses. Sí, casi como si les cantáramos. No nos dirigimos a ellos igual que a los niños grandes o a los adultos. En todo el mundo, cuando los padres hablan con sus pequeños, ajustan sus voces para hacerlas más líricas, más rítmicas, más musicales. Porque, aunque sea inconscientemente, sabemos que las melodías captan la atención de los pequeños, y que si les hablamos con entonación melódica, estamos estableciendo una conexión con ellos. Si le cantáis una canción de amor a vuestro hijo, una cuya melodía sea tierna y cariñosa, conseguiréis que afloren más sentimientos relacionados con el amor que si simplemente le decís: «Te quiero mucho». Eso está muy bien, evidentemente, pero podéis despertarle muchas más emociones si os apoyáis en la música.

Hay numerosas investigaciones que señalan la importancia de cantar juntos para que padres e hijos refuercen sus lazos. Según un estudio del Centro Albert Einstein para la Evaluación y la Rehabilitación de los Niños, del Colegio de Medicina de la Universidad Yeshiva (Estados Unidos), los hijos de las familias que cantan juntas tienen un mejor desarrollo emocional y social, lo cual repercute en el vínculo con sus padres. ¿Por qué? Pues porque, como decía, al cantar expresamos emociones y sentimientos, y lo que nos une a las personas es compartir la alegría, la empatía, la ternura..., todos ellos sentimientos que están presentes en las canciones y que se multiplican exponencialmente cuando cantamos todos juntos. ¿O nunca habéis sentido ese espíritu de comunión que se da entre los asistentes a un concierto?

Por otro lado, la música es un excelente instrumento de expresión, tanto para los niños como para los padres. Los primeros pueden desahogar su incomodidad y su tensión, y los segundos, en su mayoría, descubren que cantar con sus hijos los ayuda a calmarse. Además, cuando enseñáis a vuestro hijo una canción, él tiene que estar completamente pendiente de vosotros. Y lo estará, porque a los críos les pirran las canciones. Es más fácil llamar la atención de un niño cantándole que hablándole con voz monótona. Por otro lado, los estudios demuestran que los bebés prefieren las voces de sus madres y padres por encima de cualquier otra voz. Así pues, no importa si creéis que cantáis mal; para vuestro bebé, vuestras canciones serán música celestial.

Esta actividad compartida en familia genera un ambiente de alegría y ternura que, como es lógico, refuerza los vínculos entre padres e hijos. Y también es una forma muy alegre de enseñar a los más pequeños de la casa. Es decir, al enseñarle a cantar canciones, vuestro hijo se da cuenta de que aprender puede ser divertido, y lo es porque vosotros lo hacéis divertido. Todos, niños y adultos, queremos pasar tiempo con las personas con las que disfrutamos. Así que cantar vincula a padres e hijos del mismo modo que lo hacen otras actividades lúdicas, como jugar o ir al cine. ¿Queréis una prueba más de que cantar es el mejor pegamento para unir a las personas? Fijaos qué sucede en un grupo de niños cuando uno de ellos comienza a cantar espontáneamente: todos le secundan en armonía.

Hay muchos momentos del día que podéis aprovechar para cantar; por ejemplo, mientras vais en coche o dais un paseo por la calle (si es que no sois muy tímidos), o bien en casa (una buena alternativa a la televisión y los videojuegos), aprovechando la hora del baño del niño...

Asimismo, es habitual que en las familias se *hereden* las canciones; es decir, que le cantéis a vuestro hijo las mismas que vuestros padres os cantaban a vosotros. De este modo, gracias a las canciones heredadas, vais introduciendo a vuestro pequeño en el sistema familiar.

Hay adultos que consideran que las canciones infantiles no son más que tonterías para niños. Les da vergüenza cantar, no le ven el sentido y, en consecuencia, se pierden momentos de felicidad y comunión con sus hijos. Como decía, da absolutamente igual si cantáis bien o mal, o si optáis por un tema conocido o improvisáis; tampoco importa si la letra tiene sentido o no. Lo fundamental es que cantéis juntos.

1. ALGUNOS CONSEJOS PARA CANTAR TODOS JUNTOS

Aquí tenéis unos consejos para pasar un buen rato con vuestro hijo cantando canciones, al tiempo que potenciáis vuestros vínculos.

- Es importante que en las canciones de los niños el vocabulario sea simple y accesible y las frases sean cortas y con repeticiones, sobre todo cuando se trata de canciones para los más pequeños.
- Los temas más habituales y que más les gustan suelen coincidir con sus intereses y conocimientos: animales, estaciones del año, letras de cuentos, películas o series de dibujos, hechos cotidianos, juegos, juguetes, personajes y oficios conocidos, etc.
- También es importante que las canciones, sobre todo para los pequeños, den lugar a cierto grado de expresión rítmica, corporal o mímica.
- Elegid una canción adecuada a la edad de vuestro hijo: a los niños más pequeños les encantan las canciones que hablan de animalitos y en las que hay que imitar ladridos, maullidos,

rebuznos... Son muy divertidas y logran llamar su atención. Con los niños mayores habrá que echar mano de las canciones de moda que ellos conozcan.

- Repetid la canción las veces que haga falta: a los niños les encanta ver una y otra vez la misma película o cantar la misma canción. Para ellos todo es nuevo, así que necesitan la repetición para aprender. Armaos de paciencia, porque si dais con una canción que le guste a vuestro hijo, la vais a tener que cantar decenas y decenas de veces. Él no se va a cansar. Y que no os dé pereza repetir una y otra vez el mismo sonido o pasaje hasta que lo aprenda bien. Prestadle atención, repetidlo las veces que haga falta y sonreídle y demostradle vuestra alegría cuando lo haga correctamente. Vuestro hijo estará feliz de ver que tiene la atención y la aprobación de los seres que más quiere: sus padres.
- Hay canciones en las que hay que cantar por turnos; son muy adecuadas porque enseñan a los niños a esperar a que llegue el suyo. Esto ocurre incluso con los bebés, con los que se produce una especie de conversación musical: imitan los sonidos de sus padres por medio de sus propios balbuceos y vocalizaciones, y esperan su turno.
- Si vuestro hijo improvisa la letra o la música, mejor. Ello quiere decir que está relajado y disfrutando del momento. Seguidle la corriente y no le cortéis, porque no se trata tanto de aprender a hacerlo correctamente como de disfrutar de una actividad tan lúdica como cantar. Además, inventarse canciones nuevas es una excelente forma de estimular la creatividad.
- Tu bebé no puede cantar, pero disfruta si le cantas tú: moviendo los brazos, pataleando con los pies y sonriendo.

- A los niños les encanta bailar, así que es una buena idea que acompañéis vuestras canciones con algunos bailes en familia. La diversión y el espíritu de unión será mucho mayor.

2. ¿CUÁNDO EMPEZAR A CANTAR?

Se puede empezar incluso antes de que vuestro hijo nazca, porque, aunque esté tan ricamente flotando en la placenta, puede escuchar las vibraciones de las canciones que le cantéis; sobre todo si se las canta su madre. El bebé vive en una atmósfera sonora en la que siente y oye el latido del corazón de su mamá, su respiración y su voz. Desde los 4 meses de gestación, un bebé ya puede oír, y también puede percibir diferentes sonidos; pero hay uno en concreto que le llamará especialmente la atención y que recordará cuando haya nacido: la voz de su madre. Por eso es recomendable cantarles antes de que nazcan. De hecho, un estudio del Hospital Universitario Central de Helsinki señala que los recién nacidos recuerdan las canciones que oyeron durante los tres últimos meses de su vida intrauterina; las recuerdan meses o años después de su nacimiento.

3. ¿QUÉ CANTAR?

Hay un sinfín de canciones infantiles: tradicionales, populares o provenientes de series y películas infantiles; en inglés, en castellano, en francés... El abanico es muy amplio y podemos ir probando, improvisando y disfrutando de la música con nuestro pequeño. No existe una canción mejor que otra, sino una que le guste más o menos a nuestro hijo.

Lo que sí podemos tener en cuenta son algunas pautas sobre el tipo de canciones que funcionan por franja de edad:

- **A los 3 años** es recomendable que las canciones hagan referencia a la experiencia vivencial del niño, a objetos, elementos y situaciones que pueda conocer y que provoquen en él una respuesta emocional. Son ideales las canciones que van acompañadas de movimientos de manos, pies u otras partes del cuerpo, aquellas cuyo ritmo pueden acompañar con palmas... Como he comentado antes, a esta edad, las canciones de animales y otros elementos conocidos suelen funcionar muy bien.
- **A los 4 años** las nociones de ritmo van aumentando y se puede optar por temas más elaborados, con melodías un poco más complejas que ellos puedan seguir con las palmas. A esta edad, las canciones con onomatopeyas o sonidos de animales también son efectivas, así como las que tienen repeticiones, ya que la capacidad de atención del niño es mayor y puede aprendérselas mejor y repetirlas por su cuenta.
- **A los 5 años** se pueden introducir juegos sonoros, instrumentos improvisados y canciones que ellos hayan aprendido en la escuela.

4. CANTAR RELAJA

Las canciones que los bebés escuchan una y otra vez los ayudan a sentirse a salvo y seguros cuando se encuentran en un ambiente que desconocen. En este sentido, las canciones se vuelven tan importantes y poderosas como el osito de peluche del que nunca se separan. Ya sabéis que no aconsejo que le cantéis al niño para que se duerma; sin embargo, hay momentos en los que sí se le puede cantar para que se relaje un poco. Si lo conseguís, si lo relajáis cantando, os convertís en unas figuras fundamentales para él, ya que le transmitís algo que necesita: serenidad.

OTROS BENEFICIOS DE CANTAR

- Los niños asimilan nuevas palabras.
- Aprenden a vocalizar mucho mejor.
- Con las canciones, potencian su desarrollo intelectual, auditivo, sensorial, expresivo y motor.
- Mejoran su memoria y su capacidad de concentración, al tener que aprender las canciones, y también su creatividad.
- Aprenden a expresar sus emociones sin sentir vergüenza por ello, y mejoran su comprensión del entorno. A su vez, esto puede ayudar a aumentar su socialización.
- Desarrollan una mejor psicomotricidad, coordinación y expresión corporal y emocional gracias a las canciones.

8

LA IMPORTANCIA DE LA LECTURA

La lectura es uno de los principales mecanismos que tiene el hombre para adquirir y transmitir conocimiento, tanto en nuestra vida cotidiana como en el mundo académico y creativo. Si sentimos pasión por la lectura, nos enfrentamos al texto escrito con mayor placer y diversión. Considerando que la lectura y la escritura son los instrumentos más efectivos para lograr transmitir el conocimiento en la escuela, fomentar un hábito lector facilitará que nuestros hijos puedan aprender mejor y de una forma más amena. Por eso mismo es importante que adquieran y entrenen esta habilidad desde que son pequeños, para que, a medida que pasen de curso y el nivel de exigencia aumente, su comprensión y destreza lectora y escrita avancen a la par.

Es preciso recalcar que, según las estadísticas, los problemas lectores son una de las principales causas del fracaso escolar. En este sentido, es importante que los niños desarrollen su capacidad lectora pronto, para así alimentar el gusto y el hábito de leer.

Sin embargo, la lectura no sólo es imprescindible en el ámbito académico; también está implícita en muchas de nuestras actividades cotidianas. Saber leer nos permite comprender las normas de los lugares que visitamos, los contratos o las facturas y demás documentos legales, así como enterarnos de las noticias, acceder al conocimiento escrito o adentrarnos en las historias de ficción que nos regalan los libros. En definitiva, leer forma parte de la vida.

Además, con ella enriquecemos nuestro lenguaje al aumentar el vocabulario, y mejoramos nuestra capacidad expresiva, lo cual, en definitiva, es positivo tanto para los niños como para los adultos.

RECORDEMOS QUE LEER:

- Activa la mente y amplía la imaginación y la curiosidad.
- Ayuda a pensar y a contrastar opiniones.
- Fomenta la concentración, la atención y la observación.
- Ayuda a esquematizar.
- Mejora la riqueza de vocabulario.
- Muestra cómo funciona el lenguaje: su gramática, su ortografía...
- Facilita la escritura y desarrolla el sentido de la estética.

1. ¿CÓMO DESARROLLAR HÁBITOS LECTORES?

La lectura es un placer. Ésa es la noción principal que debemos transmitirle a nuestro hijo. Depende de nosotros, de nuestro ejemplo y nuestra motivación que el niño se acerque a los libros. Por eso mismo debemos ser capaces de mostrarle que un libro es mucho más que un objeto: es una ventana a un mundo mágico, a un lugar en el que habitan hadas, duendes, sirenas, piratas, dragones; un espacio donde vivir aventuras, viajar a lugares exóticos y convertirse, por un rato, en el héroe de la historia.

Es preciso trasladarle la idea de que tanto los libros como la lectura constituyen un valor en sí mismos. La afición a leer se transmite, se contagia; porque si nosotros disfrutamos con un libro, podremos infundir esa emoción, esa pasión, a nuestros hijos. Además, a partir de los cuentos que les contamos o los libros que leen, los niños aprenden mucho: no sólo vocabulario o expresiones, también valores y enseñanzas, y descubren maneras de sentir, de pensar, emociones que desconocen o a las que no saben ponerles nombre. A su vez, supone una extraordinaria manera de compartir un bagaje con los padres, ya que pueden recomendarles historias que en su día les gustaron, o bien crear alguna nueva, juntos.

A continuación encontraréis algunos consejos útiles para desarrollar en los pequeños el gusto por la lectura y fomentar el hábito lector:

- Los adultos son un modelo de conducta para los niños, ya que casi siempre imitan lo que ven en aquéllos, sobre todo cuando perciben que esa actividad es valorada positivamente. Por eso mismo, una de las claves para fomentar la lectura entre los pequeños de la casa es predicar con el ejemplo. Si un niño se acostumbra a ver a sus padres leyendo, probablemente sentirá curiosidad por los libros; en cambio, si no hay libros en casa, el niño los percibirá como unos objetos extraños a su entorno.
- Favorecer la práctica de la lectura. ¿Cómo? Abriéndoles el mundo de los libros desde pequeños, utilizando cuentos o álbumes ilustrados. Debemos estimular su curiosidad por la lectura y enseñarles que siempre es un buen momento para leer; por ejemplo, antes de ir a la cama, después de comer

los fines de semana... Cuando vosotros y vuestros hijos decidáis.

- Escoger material de lectura adecuado para la edad y los intereses del niño. Porque si le exigimos más de lo que realmente puede asumir, acabará por sentir aburrimiento o rechazo por la lectura y habremos conseguido el objetivo contrario.
- La lectura debe verse como algo gratificante, no como una obligación. Llegará el momento en que en la escuela le exijan lecturas obligatorias; pero, hasta entonces, esta actividad debe ser placentera, un momento divertido y agradable, para él solo o en compañía de sus padres, dependiendo de la edad.
- Al igual que ocurre cuando enseñamos cualquier otro hábito, en el caso de la lectura también es necesario reforzar al niño cuando esté con un libro, para hacerle comprender que se trata de una conducta positiva.

2. ¿CUÁNDO LEER Y QUÉ LEER?

De la misma manera que existe un horario para comer o para dormir, también podemos establecer un horario para la lectura. Puede ser flexible, o bien modificarlo a medida que el niño crece, sobre todo cuando ya es autónomo en sus lecturas y puede hacerlo él solo, cuando le apetezca. Al principio, sin embargo, es recomendable elegir unas horas al día para leer un libro, una revista, un cómic... La hora del cuento, por la noche, es todo un clásico, pero cualquier otro momento tranquilo es válido para leer, siempre y cuando no sea una imposición que cree rechazo en el niño.

Respecto a las lecturas recomendadas para cada edad, existen alguna referencias y consejos que pueden guiar a la hora de elegir el tipo de libro y qué hábito concreto establecer:

- **Para los más pequeños:** Cuando el niño todavía no puede leer y el libro es para él simplemente un objeto, podemos adquirir libros tela, con objetos que se encajan, libros sumergibles para la hora del baño... Se trata de que entre en contacto con el objeto en sí, que el libro no le resulte extraño.
- **A partir de los 2 años:** Aunque aún no ha aprendido a leer, es capaz de reconocer imágenes, asociar ideas o palabras a dicha imagen y seguir una historia a partir de las ilustraciones. Por eso mismo, a esta edad, son recomendables cuentos y álbumes ilustrados, o libros con figuras grandes en primer plano y una palabra asociada al dibujo. Normalmente se trata de animales, coches, instrumentos musicales, partes del cuerpo, alimentos...
- **De los 2 a los 4 años:** El niño sigue sin leer, pero ya puede prestar atención a una historia. Por eso mismo, es una época perfecta para empezar a contar cuentos. Podemos acompañar la narración con el libro físico, sobre todo si dispone de ilustraciones, ya que de esta manera podrá seguir mejor la historia. Explicar cuentos de esta forma no es exclusivo de estas edades. Por eso no hay inconveniente en seguir haciéndolo durante más tiempo, y además puede suponer un factor creativo importante para estimular la imaginación del niño. En el capítulo siguiente hablaré más ampliamente de la narración oral de relatos.
- **Entre los 3 y los 5 años:** Entre los 3 y los 4 años, los niños siguen prefiriendo libros con una imagen titulada o con el

nombre añadido debajo, aunque pueden ser más elaborados que antes. A los 5 años, cuando ya pueden leer alguna palabra, podemos darles cuentos de letra grande y fácil de entender, que les permitan seguir y participar activamente en la lectura, siempre con vuestra ayuda y valiéndose de las ilustraciones.

- **Entre los 7 y los 8 años:** A esta edad los niños ya saben leer y, además, lo disfrutan mucho. Sus libros tienen cada vez más letras y menos ilustraciones. Sin embargo, no se trata de hacer que lea y punto. Podemos seguir utilizando la lectura como una plataforma para estimular y potenciar la creatividad, el juego y las actividades, tanto las individuales como las compartidas con los padres y hermanos. Una actividad muy adecuada es que interpretéis diferentes personajes de un cuento, una novela o una obra de teatro. O que leáis un cuento con ellos. Cada uno puede leer un fragmento, por ejemplo, creando voces diferentes para cada personaje o imaginando qué haríais vosotros en una determinada situación de la historia. Vuestro hijo estará muy contento de poder mostraros que ya sabe leer.
- **Entre los 9 y los 10 años:** En este punto, los niños ya tienen muchos hábitos adquiridos si se han aplicado correctamente, y también disponen de unos horarios más marcados y una mayor independencia. Por tanto, la lectura se convierte en una actividad fantástica para relajarse o para estar a solas. Ya no hace falta que los padres les lean cuentos o novelas; están en esa edad en la que disfrutan leyendo por sí solos e imaginando que son los personajes de las historias.

Leer un cuento, una novela o un tebeo antes de ir a dormir produce un efecto relajante en los niños porque se sumergen en un mundo que es totalmente diferente a su realidad. Imaginan que son alguno de los protagonistas de la historia que tienen entre manos, y así desconectan de su cotidianidad. Además, es una situación que invita a que reflexionen sobre el modo como actúan los personajes; una manera simbólica de entrenarse para afrontar situaciones diversas que pueden encontrarse en la vida, estimulando al mismo tiempo la memoria y enriqueciendo el vocabulario.

La elección de la lectura es muy importante. Sin duda, es preciso tener en cuenta los gustos del niño y estar seguros de que el texto elegido se ajusta a su edad, como ya he indicado antes. Hay historias para adolescentes o jóvenes que no son nada recomendables para los niños porque contienen mucha violencia. Ayudarlos a escoger su lectura también supone una actividad lúdica y educativa; vuestro bagaje lector puede ser la mejor librería para vuestros hijos. Por eso resulta interesante que les recomendéis aquellas historias con las que más disfrutasteis de pequeños. De este modo, además de afianzar una comunión con vuestros hijos, fomentaréis en ellos una cultura familiar propia que fortalecerá los sentimientos de pertenencia y de seguridad en su entorno.

9

CONTAR CUENTOS

Narrar en voz alta un relato a un niño supone una actividad de gran valor intelectual, cognitivo y emocional, y también ayuda a establecer lazos de complicidad entre padres e hijos. Es, a su vez, una manera diferente de enseñarle al niño a adentrarse en el mundo de las historias y a animarle a que nos cuente las suyas. De hecho, a menudo los niños interrumpen la narración para comentar algo, señalar que el día anterior el cuento lo contamos de otra manera o sugerir lo que él haría si fuera el héroe. Cuando narramos una historia, introducimos a nuestro hijo en un mundo lleno de personajes y situaciones múltiples. Si, además, dejamos que ellos participen, que inventen finales alternativos o que pregunten sobre aquello que les despierta su curiosidad, estaremos alimentando su creatividad, su lenguaje y su capacidad para entender conceptos abstractos.

El hábito lector es, como todos los hábitos, un aprendizaje que requiere tiempo. Por eso mismo, como hemos visto en el capítulo anterior, cuanto antes entren en contacto con los libros, mejor. La lectura no sólo les abre un mundo de imaginación y estimula su creatividad, sino que es una herramienta básica para sus estudios, para su comunicación y también para realizarse personal y socialmente. Con el fin de crear este hábito, los padres deben fomentar en sus hijos el interés por los libros, y una buena manera es mediante la narración oral. Con el tiempo, cuando ya sepan leer, podemos seguir contándoles cuentos, pero si lo hacemos con el libro delante, ellos también podrán participar de la lectura.

Algunos de los beneficios que aportan los cuentos y su narración son los siguientes:

- Los cuentos estimulan la fantasía, la sensibilidad, la memoria y la expresión.
- Desarrollan el lenguaje, ya que con ellos (tanto si son narrados como leídos) los niños amplían su vocabulario, aprenden expresiones nuevas y fijan, sin darse cuenta, construcciones gramaticales, además de despertar el intelecto, pues estimulan la percepción y la capacidad de comprensión.
- Los niños aprenden a escuchar, a prestar atención y a ser pacientes, lo cual es básico en el aprendizaje. Al desarrollar su capacidad de atención y de comprensión, los prepara para comprender conceptos más abstractos a los que se enfrentarán más adelante.
- Los cuentos mejoran el conocimiento espacio-temporal del niño, permitiendo que sitúe escenarios o que sepa distinguir entre lo que ocurre antes y lo que ocurre después. Si además de contarle cuentos, le preguntamos sobre ellos y dejamos que nos los explique, descubriremos que poco a poco irá asimilando esos elementos espacio-temporales. Una buena manera de comprobar que lo ha comprendido es narrar algún hecho cuando no toca y ver su reacción. Lo más probable es que se queje porque nos hemos equivocado.

- Fomentan la empatía, ya que muy a menudo ellos viven como propias las aventuras de los héroes de las historias.
- Muchos de los cuentos infantiles clásicos transmiten valores como la constancia, la amistad, la modestia, la honestidad, la lealtad... Al mostrarles la bondad de esa clase de valores, propiciamos que, en definitiva, los hagan suyos.
- Enseñan a identificar emociones como el miedo, el amor, la frustración, la ira, la envidia o el deseo. Al comprender cómo funcionan estas emociones a través de los cuentos, el niño será capaz, a su vez, de comunicarlas, ya sea dialogando con sus padres, o bien elaborando su propio cuento o un dibujo.
- El hecho de que el niño se identifique con los personajes y las situaciones que se plantean permite que aprenda, poco a poco, a afrontar tanto los retos con los que se encuentra como los miedos que tiene. Además, viviendo a través de la narración de qué modo un héroe se enfrenta a un problema, él mismo capta mejor la importancia de resolver los conflictos.
- Como ya he remarcado, la narración y la lectura refuerzan los vínculos entre padres e hijos. Todo niño desea la atención de sus padres y pasar tiempo con ellos. Por eso, explicarles un cuento es una forma estupenda de incrementar la comunicación y la confianza entre ambos, lo que a la larga también mejora la autoestima del pequeño.
- Al introducirlos en el mundo de los cuentos de esta manera lúdica, donde se puede jugar con las voces, plasmar en un dibujo los elementos que componen la historia o buscar diferentes alternativas a los problemas del héroe, lo que conseguimos es fomentar su pasión lectora y creativa y, por supuesto, enriquecemos su formación aprendiendo algo nuevo cada

día. Y ¿qué mejor manera de adquirir esta costumbre que leyendo desde pequeños?

1. ¿QUÉ TIPO DE CUENTOS LEER?

Existe un sinfín de cuentos infantiles a nuestra disposición. Aquí os propongo una pequeña guía orientativa por edades.

De los 3 a los 5 años, las historias recomendables son:

- **Historias rimadas o con fragmentos versificados**, porque su musicalidad resulta tan atractiva y divertida al oído de los niños de esta edad, que les llegan con más facilidad. La reiteración atrae su atención y los invita a repetir. Al principio, cuando son pequeños, quizá no incorporen ese lenguaje a su habla, pero poco a poco lo irán haciendo.
- **Narraciones con animales en calidad de personajes**, ya que a menudo los niños sienten un vínculo especial con los animales, sobre todo si son pequeños, como ellos mismos.
- **Cuentos de hadas sencillos**, un elemento imprescindible en el imaginario infantil, con muchos valores y un gran poder visual, sobre todo si se acompañan de dibujos atractivos.
- **Álbumes ilustrados**, que permiten al niño seguir la historia mediante las imágenes, sin necesidad de saber leer, y participar activamente. Además, las ilustraciones son un soporte para que trabaje la atención, ya que los padres pueden destacar detalles que, a simple vista, se le podrían pasar por alto.

De los 5 a los 7 años, las historias recomendables son:

- **Cuentos de hadas**, pero más elaborados que los indicados a una edad más temprana, ya que contienen más detalles y dan pie a una mayor participación del niño. Además, al ser un referente ya conocido, con unos valores que ya han asimilado, estas historias sirven como puente para abundar en los comentarios.
- **Cuentos de humor, trabalenguas o adivinanzas**, que estimulan su mente y los entretienen. Además, el humor tiene beneficios importantísimos, tanto en los niños como en los adultos, al ayudar a relajarnos, a tener una conversación distendida, a desconectar y a abrirnos al otro.
- **Fábulas y cuentos de animales**, pues a estas edades ya son capaces de captar las moralejas que se desprenden de ellas.
- **Leyendas y mitos** simplificados, tan sugerentes que los acercan a los cuentos de encantamiento o de seres mágicos, aunque son algo distintos a los cuentos de hadas tradicionales y populares, por lo que favorecemos la diversidad y la imaginación.

A partir de los 7 años, además de las narraciones recomendadas anteriormente, también podemos ir introduciendo nuevas historias con otros matices:

- **Cuentos de criaturas mágicas (gnomos, duendes, brujas, dragones)**, parecidos a los cuentos de hadas pero que amplían mucho más el margen de acción. Normalmente asociamos los cuentos de hadas con los hermanos Grimm, Andersen o Perrault; no obstante, existe un sinfín de relatos populares que podrían entrar en el terreno de los cuentos de hadas o en el de encantamientos, y que a partir de esta edad pueden empezar a interesar a los niños. Es posible que algunos sean muy largos y debamos simplificarlos, pero tanto su estructura narrativa como sus elementos enriquecen el imaginario del niño y abren su mente a otras propuestas.

- **Cuentos novelescos**, que, a diferencia de los cuentos de hadas o de encantamientos, ocurren en el mundo real y permiten al niño descubrir que la fantasía y la ficción también se dan cita en la realidad que él conoce.

2. DE LA NARRACIÓN A LA CREACIÓN

La narración de cuentos, además de fomentar el hábito y la pasión por la lectura, también puede servir como excusa para juegos creativos que tengan que ver con la expresión, la interpretación o el dibujo. Después de contarle un relato, el niño puede pintar su escena preferida o crear pequeñas viñetas que ilustren la aventura, dependiendo de la edad. No se trata de que haga un cuadro o un dibujo perfecto, sino de que deje fluir su imaginación y que utilice el cuento como estímulo creativo.

La lectura y la creación de cuentos, además de su vertiente lingüística y expresiva, tienen un componente imaginativo y lúdico. Inventarse un relato puede convertirse en un juego maravilloso donde padres e hijos participan por igual y pasan un gran rato. Debemos tener en cuenta que a partir de los 4 años, pero sobre todo a partir de los 5, el niño es capaz de desarrollar una narración por sí mismo; en consecuencia, si le acompañamos y le animamos a hacerlo (por ejemplo, verbalmente, mediante dibujos o recortes de revistas), lo que estaremos consiguiendo, más allá de fomentar unas actividades tan saludables como leer y jugar, será permitir que se exprese y comunique su mundo interior.

Como ya nos enseñó Gianni Rodari, son muchas las alternativas para estimular la creatividad infantil en el terreno de la elaboración de historias. Tenemos desde juegos de palabras hasta el binomio fantástico (la unión de dos palabras que no guardan relación entre sí pero que nos invitan a crear un marco en el que puedan tener una historia juntas), pasando por la innovación de los cuentos de hadas, donde introducimos elementos externos a relatos clásicos que los niños conocen para crear una variante distinta de la historia.

Existen muchos ejercicios en los que la palabra y el cuento se emplean como un juego, una forma lúdica de que el niño se acerque al lenguaje y mucho más divertida y creativa que la estrictamente académica. He aquí algunas propuestas:

- Crear dibujos de los personajes que más le gusten y después, como si se tratara de un juego de cartas, elegir un par o tres de dibujos y crear una historia con ellos.
- Escoger unas cuantas palabras que el niño entienda y, junto a los padres, inventar una historia que las contenga.
- Añadir elementos externos a cuentos e historias que el niño ya conoce, o bien mezclar personajes de diferentes cuentos y preguntarse qué ocurriría si se conocieran. El mítico «¿Qué pasaría si...?» es tan sugerente que permite a los niños dejar volar su imaginación.
- Contar cuentos con títeres (reales o improvisados) y que el niño escoja ser uno de los personajes.

10

JUEGOS Y ACTIVIDADES

1. LA IMPORTANCIA DE LOS JUEGOS

A los críos les encanta jugar y, además, es la mejor forma de enseñarles, estimularlos y hacer que se sientan felices. Podrían pasarse horas y horas jugando. Es una actividad importante para ellos porque contribuye a que desarrollen su inteligencia y habilidades como la psicomotricidad, la comunicación o la creatividad. Además, como padres, podemos utilizar el juego para reforzar nuestro vínculo con ellos, conocer sus intereses y compartirlos, o enseñarles hábitos.

Los niños construyen, dibujan, inventan... mientras están jugando. Por eso, los mejores juegos son los que dan mucho espacio para que utilicen su imaginación. Además, los animan a moverse; una divertida forma de hacer ejercicio físico, saludable para sus músculos, sus pulmones, su corazón... También aprenden mucho gracias al juego: las formas y los colores, el conocimiento de su cuerpo y sus límites, encontrar soluciones para diferentes problemas...

Asimismo, jugar les proporciona autonomía y enriquece su mundo interior, porque los ayuda a desplegar su sensibilidad y a conformar las estructuras de pensamiento. También es una actividad que los padres utilizamos para estimular las habilidades de nuestros hijos y transmitirles valores y hábitos; los cuentos, las artes plásticas, los juegos de fantasía y ficción o los juegos simbólicos les permiten conocer el mundo, que se desarrollen como personas, a nivel intelectual y emocional, y a nosotros que los comprendamos, escuchemos y acompañemos en ese maravilloso proceso.

No hay que olvidar, por otro lado, la importancia afectiva de los juegos, al constituir un medio por el que los niños experimentan sentimientos como la sorpresa, la alegría, la curiosidad... Para ellos es algo así como una terapia. Gracias al juego expresan emociones y afectos que no pueden o no saben verbalizar. Por ejemplo, en el caso de unos padres que estén en proceso de divorcio, su hijo quizá juegue a que dos de sus muñequitos se quieran mucho y deseen estar juntos; es una forma que tiene su mente infantil de intentar solucionar su conflicto interior.

Por otro lado, para jugar es preciso seguir unas reglas y, en muchos casos, cooperar con los demás. Con ello se consigue que los niños tengan que relacionarse con otras personas, lo que supone una forma simbólica de ensayar otros roles y de introducirse en la vida social.

Nuestro papel de padres debe ser el de acompañar y estimular su creatividad, su imaginación. Si consideramos que el tiempo libre del niño es el momento en que no debe molestarnos, porque también coincide con nuestras horas de ocio, y lo que hacemos es dejarlo delante del televisor para que no diga nada, o encerrado en su cuarto para que juegue solo, sin interacción alguna, no estaremos fomentando su imaginación ni fortaleciendo los vínculos que nos unen, imprescindibles para que más adelante tengan la confianza necesaria para hablar con nosotros de sus problemas y preocupaciones. Es decir, no estaremos ejerciendo como padres. Tampoco se trata de convertir el juego o cualquier otro elemento creativo de su vida en una competición, ya que de esa manera coartamos su fantasía y lo educamos exclusivamente en la excelencia y la competitividad, sin valorar sus habilidades, su esfuerzo o su capacidad expresiva. El juego debe ser un momento lúdico y de diversión.

En este sentido, los padres debemos recordar que los niños, hasta que cumplen los 6 o 7 años, no suelen focalizar su atención en una misma actividad más allá de los 20 minutos. Por eso mismo, nuestro papel aquí es importante. Si estamos presentes, podemos proponerles otras opciones antes de que se aburran y pierdan el interés. De esta manera, servimos como estímulo a su imaginación, favorecemos la diversidad en su tiempo libre y participamos de su vida activamente, creando vínculos saludables.

Además, jugar en familia presenta ventajas añadidas. Como hemos visto, es un medio que posibilita la interacción entre padres e hijos; una forma prácticamente inmejorable para que la familia pase tiempo de calidad unida. No os costará nada contar con toda la atención de vuestro hijo gracias al juego. Mejora la convivencia y los lazos que os unen, y ayuda a conocerle un poquito mejor porque es el marco perfecto para que exprese sus sentimientos y pensamientos. Tenéis que observar cómo se comporta durante el juego: ver si se frustra excesivamente cuando algo no le sale como tenía en mente, si hace trampas o sabe perder con deportividad, si es más bien colaborativo o más bien individualista...

En definitiva, jugar es una actividad que aporta muchos beneficios, aunque no debemos olvidar que también es algo muy serio para los niños.

2. JUEGO Y CONSUMISMO

Desde que el hombre es hombre, la fantasía ha existido. La literatura, la pintura y la música son ejemplos palmarios de la capacidad imaginativa y creativa del ser humano. Y los primeros en adentrarse en la fantasía, disfrutar y jugar con ella son los niños. Durante mucho tiempo, esa fantasía, ese juego simbólico fue suficiente, pero de un tiempo a esta parte existe una tendencia a suplantar la presencia de los padres con regalos de todo tipo que pueden llegar a coartar esa imaginación y que, en ocasiones, acaban por acumularse en un rincón hasta el punto de que el niño olvida que los tiene.

Creemos que cada vez que recibe un juguete nuevo, él es feliz. Y sí, claro que le hace ilusión, pero no es necesario colmarlos de regalos. Mejor es reservarlos para las celebraciones y los momentos especiales: Navidad, fin de curso, cumpleaños... Al regalar sin motivo, creamos una necesidad que irá creciendo y, probablemente, acabemos por fomentar que el niño esté insatisfecho y no valore lo que tiene. A veces es mejor menos cantidad y más calidad: juegos que estimulen la creatividad, que le inviten a crear, en lugar de otros que promuevan la pasividad.

3. DÓNDE JUGAR

Lo bueno de jugar es que las opciones son tan amplias como nuestra imaginación. Y no sólo respecto al tipo de juego, sino también al lugar en el que podemos realizarlo. Muchos niños juegan en la escuela, en el patio, en los parques o en los espacios dedicados a ellos. En las bibliotecas se cuentan cuentos, pero también en casa, que es donde nosotros podemos ofrecerles un espacio y un tiempo para que lo dediquen a su actividad lúdica.

Lo ideal sería que el niño dispusiera de una sala de juegos en casa, diferente al espacio destinado a estudiar y al dormitorio, pero actualmente esto es casi imposible porque los metros cuadrados de los hogares no lo permiten. Por eso es importante que su habitación esté ordenada y podamos habilitar una zona concreta donde guardar sus juguetes y en la que el niño pueda jugar sin temor a que manche la mesa con las pinturas. Es decir, que tenga su propio espacio donde expresarse y dejar volar su imaginación con libertad; con la máxima libertad posible, por supuesto, porque tampoco se trata de que haga cualquier cosa que se le pase por la cabeza. Se fijarán unas normas de convivencia y unas pautas que deberá seguir, y nuestra tarea consistirá en enseñarle la diferencia entre su espacio y el resto de la casa, donde no podrá hacer según qué actividades, y menos sin permiso. De hecho, al darles un espacio propio, donde ellos son los «reyes», les estamos regalando un universo de posibilidades para crecer, tanto en autonomía como en imaginación y confianza.

Si quiere compartir su creatividad con sus hermanos y amigos, trasladaremos el espacio de juego al salón y les explicaremos que deben respetarlo y que, cuando terminen, tendrán que recoger sus juguetes y ordenarlos.

4. CLASIFICACIÓN Y TIPOS DE JUEGOS

Los hay de muchas clases. Algunos son más característicos de unas edades que de otras. Aunque existe un sinfín de posibilidades para clasificar los juegos (por el espacio en el que se desarrollan, por su capacidad socializadora o por la habilidad que implican), aquí intentaré unificar todas esas clasificaciones en una sola.

Empecemos por los primeros juegos, los que suelen activarse a edades más tempranas del niño (primeros meses y años) y que evolucionan con él a medida que sus capacidades motoras y sensoriales aumentan:

- **Juegos motores:** Aparecen espontáneamente en los niños desde las primeras semanas y consisten en repetir los movimientos y los gestos que inician de forma involuntaria. Podríamos afirmar que es la primera expresión del juego que tienen los niños.

  Esta actividad recreativa les permite explorar sus capacidades y poner a prueba la función motora en todas sus posibilidades; comienzan a descubrir el mundo, el entorno y aquellos que los rodean.

  Los juegos motores evolucionan rápidamente en los primeros dos años de vida del niño y siguen estando presentes durante mucho tiempo. Andar, correr, saltar, arrastrarse, rodar, empujar o tirar son movimientos que intervienen en sus juegos favoritos porque con ellos ejercitan sus habilidades motrices a la vez que les permiten descargar las tensiones acumuladas.
- **Juegos sensoriales:** Reciben este nombre aquellos juegos que posibilitan que el niño ejercite fundamentalmente los cinco sentidos. Podemos dividirlos en: visuales, auditivos, táctiles, olfativos y gustativos. Se inician desde las primeras semanas de vida y se extienden hasta los 2 años, aunque algunos de ellos se prolongan en el tiempo.

- **Juego manipulativo:** En este caso, la actividad implica la psicomotricidad fina del niño, sobre todo de las manos: cómo sujetar, abrochar, apretar, atar, coger, encajar, moldear, trazar, vaciar y llenar. A partir de los 3 o 4 meses, los niños son capaces de sujetar objetos, pero el juego manipulativo se podrá llevar a cabo un poco más adelante. Empieza con el simple juego de dar y tomar (posible a partir de los 5 o 6 meses, aproximadamente) y luego evoluciona con la edad y las capacidades del niño, que van aumentando.

A partir de los 2 o 3 años en adelante, seguimos encontrando juegos de psicomotricidad, manipulativos o sensoriales, pero además entran en escena el juego simbólico (importantísimo en la vida del niño), los juegos verbales y de memoria y muchas otras variantes.

Hacia los 2 años, los niños empiezan a representar aquello que no está presente, es decir, el descubrimiento del juego simbólico o el juego de fantasía y ficción. Por otra parte, también comienza a aparecer el lenguaje, que será fundamental en su capacidad de representación y para participar en otros juegos verbales.

- **Juegos de imitación:** En éstos, el niño intenta reproducir gestos, sonidos o acciones que ve en la gente que le rodea. Las primeras imitaciones se dan hacia los 7 meses, pero no son exclusivas de esta edad. De hecho, la imitación es un juego que evoluciona junto al niño y que puede derivar en la dramatización o el *role playing*, donde se pasa de imitar un gesto o sonido a imitar un comportamiento o un personaje.
- **Juego simbólico:** Es uno de los juegos infantiles más habituales, a partir de los 2 años aproximadamente. Consiste en el

clásico «hacer como si...», es decir, la capacidad que tiene el niño de dar un nuevo significado a un objeto, convirtiendo la escoba en caballo o atribuyendo un nuevo rol a una persona (por ejemplo, que la madre sea hermana o hija). También pueden considerarse juegos simbólicos los que implican una acción conocida por el niño y que él interpreta con sus muñecos, como cuando hace de maestro o simula que pone una inyección a un muñeco y le dice que no debe llorar (repitiendo justamente lo que el médico le ha dicho a él). Jugar a fingir consiste en representar situaciones y personajes como si se estuvieran dando en la realidad.

- **Juegos afectivos-emocionales:** Los juegos que implican dramatización, como el *role playing*, permiten que el niño pueda asumir ciertas situaciones personales y aprender a lidiar con ellas, así como expresar sus deseos inconscientes o conscientes, o ensayar distintas soluciones ante un determinado conflicto.
- **Juegos de ficción o fantasía:** Hacen posible que el niño abandone por un tiempo la realidad y se sumerja en un mundo imaginario donde todo es posible de acuerdo con su propio deseo o el del grupo. No distan mucho de los juegos simbólicos o de imitación, pero pueden llevar al niño a interpretar no tanto conceptos de su entorno como elementos mágicos que conoce a través de los cuentos o los dibujos animados.
- **Juegos verbales y de razonamiento:** Son los que implican trabalenguas, adivinanzas o juegos de atención, como el «veo, veo...». Al tiempo que se divierten, ejercitan y favorecen su aprendizaje lingüístico y su capacidad mental. También existen los **juegos de memoria**, que facilitan la atención, la capa-

cidad de reconocer y recordar imágenes, conceptos o palabras, dependiendo de la edad del niño.

- **Juegos sociales y juegos de reglas:** La mayor parte de las actividades lúdicas que se realizan en grupo facilitan la interrelación de los niños, lo que ayuda a su socialización y al proceso de aceptación en el grupo social. Dentro de estos juegos podemos encontrar los simbólicos o de ficción, los de reglas y los cooperativos, ya que, en su mayoría, implican un proceso de interacción.

  La edad a la que los niños practican los **juegos de reglas** depende del medio en el que se mueven y de los posibles modelos que están a su alcance. Los niños que tienen hermanos o los que van a la guardería pueden comenzar a jugar de esta manera antes que otros niños que entran en contacto con sus compañeros más tarde.

Finalmente, hay un grupo de juegos, los de **construcción**, que no están destinados a una edad concreta, sino que varían en función de los intereses lúdicos predominantes a lo largo del desarrollo del niño.

Las primeras construcciones tienen que ver con los juegos motores: insertar piezas en el lugar adecuado, amontonarlas o derribarlas... En la etapa de los juegos de ficción, el niño construirá aquello que apoye la historia que está narrando. No buscará el realismo, porque la misma construcción forma parte del juego simbólico.

11

UNA VENTANA AL MUNDO DE LOS JUEGOS

Cuando se trata de niños entre los 2 y los 4 años, las actividades que se pueden realizar con ellos no deben ser muy complicadas. Lo que importa en este caso es que vuestro hijo se sienta acompañado, que estéis cerca de él.

Una buena opción es sentarlo en vuestro regazo y cantarle alguna canción o explicarle una historia, siempre dependiendo de su nivel de comprensión. A todos los niños les encanta el contacto físico con sus padres; les tranquiliza y les relaja, pero más a estas edades en las que todavía no dominan el lenguaje y necesitan mucha información no verbal.

Entre los 5 y los 6 años llega el momento en que debemos empezar a interaccionar activamente con el niño y participar con él de su tiempo libre. A estas edades domina mucho más el lenguaje y puede intentar resolver adivinanzas o cantar. En el primer caso, se genera una gran complicidad entre padres e hijos, y en el segundo, siempre que las canciones vayan acompañadas de mímica, constituye una opción excelente. Se trata, como he dicho antes, de que unos y otros compartáis, aunque sea por un ratito, tiempo de calidad.

1. ALGUNOS JUEGOS PARA COMPARTIR ENTRE PADRES E HIJOS (entre 5 y 6 años)

- **«Veo, veo...»:** Todo un clásico que divierte muchísimo a los niños y que os garantizará un buen rato de complicidad y risas. Imagino que ya sabéis cómo se juega. Uno de los participantes dice: «Veo, veo...», el otro pregunta: «¿Por qué letrita empieza...?», y el primero tiene que decir la letra de un objeto que esté viendo en ese momento para que el jugador o los jugadores adivinen de qué objeto se trata. Otra variante utiliza el color del objeto como indicativo.
- **Diseñando postales:** En estos tiempos de internet, cada vez nos resulta más extraño recibir cartas que no sean las del banco. Pero ¿verdad que os haría ilusión, por ejemplo, recibir una carta o una postal de un sobrino? Este juego consiste en que diseñéis una postal con vuestro hijo. Debéis cortar una cartulina que tenga el tamaño de una postal. A partir de ahí, la imaginación es el límite. Dejad que el niño sea el diseñador y que se encargue de dibujar o pintar. Y, claro, luego aprovechad esa postal para escribir juntos a un tío o a un abuelo. Seguro que les llegará al corazón recibir una postal diseñada y escrita por uno de los pequeños de la familia.
- **Qué locura de cuento:** Vais a ser los guionistas de un cuento de lo más original. Uno de los jugadores piensa el título y se lo dice a otro jugador, que a su vez piensa la primera frase y se la dice al siguiente, y así sucesivamente... hasta acabar el cuento de forma que tenga sentido. Lo pasaréis de maravilla porque es un pasatiempo que obliga a ejercitar la imaginación.

- **Inventarse un cuento:** En este caso, vosotros les daréis a los críos varios elementos para que construyan un relato. Por ejemplo: «En tu cuento tiene que aparecer una rana, un coche y una playa», y el niño debe utilizarlos todos en su historia.
- **Piedra, papel o tijera:** Otro clásico que gusta mucho a los más pequeños de la casa, pues siempre acaba en unas saludables y relajantes risas. Los jugadores esconden detrás de la espalda la mano con la que van a jugar. Cuentan hasta tres y, entonces, convierten la mano en piedra, papel o tijera. Os recuerdo las reglas, aunque seguro que no se os han olvidado: la piedra gana porque rompe la tijera, el papel gana porque cubre la piedra y las tijeras ganan porque cortan el papel. Si sacáis lo mismo, es un empate, claro.
- **Sesión de dibujos:** A los niños les encanta dibujar, y además es terapéutico y relajante. Unos folios y unos colores son suficientes para realizar esta actividad: el niño puede dibujar a la familia y luego vosotros podéis colorear. Un dibujo conjunto es una magnífica opción para compartir un momento especial.
- **Dibujar a ciegas:** Consiste en ponerse una venda en los ojos para dibujar. Es una variante de la sesión de dibujos que garantiza muchas risas, porque, como ya imagináis, los dibujos que haréis pueden ser realmente originales.
- **El periódico de la familia:** Podéis jugar a ser los directores de un periódico. ¿Cómo? Muy sencillo: con unas tijeras, unos folios y varias revistas y periódicos. Se trata de cortar titulares, pasajes de texto, fotografías... De este modo, leéis juntos y podéis hablar de temas de actualidad. Un consejo: evitad las publicaciones que toquen temas que no sean aptos para niños (guerras, prensa sensacionalista...).

- **A recordar las letras y, de paso, ordenar un poco:** ¿Aún no habéis sucumbido del todo al mundo digital y todavía tenéis libros en casa? Podéis jugar con vuestros hijos a que ordenen los libros por orden alfabético. Les divertirá más recordar el alfabeto de esta forma que recitándolo de carrerilla. Y ya que os ponéis a ordenar libros, podéis limpiar un poco el polvo si queréis.
- **¿Dónde está el tesoro?:** Otro de los clásicos que gusta muchísimo a los más pequeños de la casa. Consiste en esconder un objeto en algún punto de la casa. Hay varias opciones para este juego. Una de ellas es el clásico «frío, frío» o «caliente, caliente»; es decir, cuando uno de los jugadores se acerque al escondite, el otro debe decir: «Caliente, caliente»; si se acerca mucho: «Te quemas», y si se aleja: «Frío, frío». Otra posibilidad es esconder varias pistas en la casa; por ejemplo, notas con instrucciones del tipo: «Tendrás que buscar debajo del lugar de la casa donde pasas más horas si quieres encontrar la siguiente pista», es decir, debajo de la cama.
- **La frase más larga:** Otro juego que seguro acaba en risas. Uno de los jugadores dice una palabra, la primera de la frase que vais a construir todos juntos. A continuación, el siguiente jugador repite la primera palabra y añade una nueva; después, otro jugador repite las dos primeras y añade la siguiente, y así hasta que uno de los jugadores ya no es capaz de recordar todas las palabras que se han utilizado.
- **Juegos con muñecos:** Para esta actividad podéis utilizar muñecas, muñequitos... que tengan forma humana. Jugad con vuestro hijo a elaborar una historia con los personajes que os inventéis.
- **A ver quién dice más nombres:** Con este juego pondréis a prueba las habilidades verbales de los niños. Se trata de re-

cordar en voz alta nombres de niños, de animales, de personajes de dibujos animados... De lo que se os ocurra.

- **Jugar a ser poetas:** A estas edades, los niños se entretienen mucho con las palabras. Ya empiezan a dominar verdaderamente bien el lenguaje. ¿En qué consiste este juego? Uno de los participantes dice una frase: «Me voy a la cama», y otro tiene que decir algo que rime: «Pues, hasta mañana», y seguís así hasta que llegue un momento en que ya no se os ocurra ninguna rima que tenga sentido en relación con la frase anterior.
- **Palabras encadenadas:** Se trata de decir una palabra y que el siguiente jugador diga otra que empiece con la última sílaba de la palabra anterior. Es decir, si un jugador empieza diciendo «casa», el siguiente puede decir «sábado», y el siguiente, «domingo»..., y así hasta que a uno de los jugadores no se le ocurra qué decir.
- **¿Qué es?:** En este caso pondréis a prueba vuestro tacto. Un jugador introduce en una bolsa varios objetos y otro tiene que meter la mano y sacar un objeto con los ojos cerrados. El objetivo es que adivine de qué objeto se trata.
- **Constructores de una casa de cartón:** Unos buenos cartones dan para mucho. Podéis construir una casa, recortar las ventanas, pintarla por fuera y por dentro..., y luego el niño puede utilizarla para jugar en otro momento. Incluso, se puede convertir en su lugar especial en vuestro hogar.
- **Dónde está la pelotita:** Es un juego muy dinámico que permite entrenar la atención y la coordinación de los niños. Necesitáis unos envases de yogur vacíos y una pelota pequeña (una pelota de tenis de mesa es ideal). Jugáis con tres envases y una pelota. Vais pasando la pelota de un envase a otro y la

dejáis escondida en uno de ellos. El niño tiene que adivinar dónde se encuentra. Luego, le toca a él esconder la pelota y vosotros tenéis que descubrirla.

- **La ciudad de cajas:** Es increíble la cantidad de cajas, botellas de plástico y otros envases que acumulamos en casa. Este juego permite aprovecharlos. Tenéis que utilizar cajas o botellas o cualquier otro objeto similar, ya vacío y limpio, y construís una miniciudad con ellos: edificios, centros comerciales... Cada noche vais ampliando la ciudad con nuevas construcciones que podéis pintar.
- **El árbol familiar:** Es el clásico árbol genealógico de la familia. Podéis dibujarlo en una cartulina grande y poner en sus diferentes ramas las fotografías de los miembros que la componen. Dejad que sea el niño quien recuerde los nombres y los parentescos de los familiares.

2. PRACTICANDO SU AGILIDAD MENTAL: ADIVINANZAS

Las adivinanzas son juegos mentales (juegos de palabras, composiciones poéticas breves que entrañan un misterio que hay que resolver...). Ayudan a estimular el desarrollo cognitivo (inteligencia, creatividad y memoria) y lingüístico del niño, ya que, al tener que descubrir por sí mismo el objeto al que hace mención la adivinanza, aprende a hilar ideas, fabricar conceptos y aumentar su vocabulario. A través de los juegos del lenguaje, los niños aprenden a caracterizar las cosas para describirlas, a pensar primero y luego decir; descubren la importancia de prestar atención y de escuchar con paciencia. Asimismo, fomentan la comprensión de los juegos de palabras.

Una de las razones por las que los niños sienten tanto interés por las adivinanzas es su musicalidad, su entonación y ese aire de juego que desprenden. Es un reto lúdico, expresivo y divertido que resulta muy tentador. Y es que están descubriendo el mundo y tienen mucha curiosidad por todo. Además, querrán demostrar a sus padres lo listos que son.

Podemos utilizar adivinanzas tradicionales o más nuevas (hay un gran número de libros y páginas web donde encontrarlas, clasificadas por temática, por edad...), o bien atrevernos a jugar con ellas, creando nuestras propias adivinanzas. ¿Cómo? Escogiendo un objeto de la habitación del niño, que él conozca bien, pero sin decirle cuál, y empezar a describirlo, hasta que adivine por sí mismo cuál; luego será su turno y pasará a describirnos el objeto que escogió.

ALGUNOS BENEFICIOS DE LAS ADIVINANZAS

- Estimulan la capacidad de atención y concentración en el niño.
- Ejercitan la memoria.
- Amplían el vocabulario y mejoran la dicción.
- Estimulan la imaginación, así como su ingenio y su sentido del humor.
- Ayudan a formar un pensamiento crítico.
- Estimulan la agudeza mental y la creatividad.
- Alientan la comprensión lectora y la expresión por escrito.
- Sirven como ejercicio de socialización.
- Fomentan el pensamiento lógico y la asociación de ideas con conceptos, al hacerse preguntas y relacionarlas con distintas respuestas.
- Incentivan el gusto por la lectura de una forma lúdica.
- Distraen y divierten al niño.

3. EL *ROLE PLAYING*: HACIA LOS 7 Y 8 AÑOS

Como ya hemos visto, entre los 7 y los 8 años, los niños ya saben leer y lo disfrutan mucho, pero ésa no es la única actividad que pueden realizar.

Otra opción son los *role playing*, que lo podríamos traducir como «juego de interpretación de papeles». Es una técnica que consiste en simular situaciones de la vida real; es decir, se trata de representar un papel en concreto. Se utiliza cada vez con más frecuencia en las escuelas, porque, de este modo, los niños se ponen en la piel de diferentes personas y pueden ensayar su comportamiento en distintas situaciones sociales. Participar en este tipo de juegos proporciona a los niños un modelo para la interacción y el comportamiento apropiado y un lugar seguro para probarlo.

El objetivo del *role playing* no es únicamente representar un papel, sino facilitar la comprensión de las emociones. Cuando practicáis este juego en casa, con la familia, es recomendable reservar un tiempo tras finalizar el *role playing* para comentar cómo os habéis sentido. Se trata de hablar de los sentimientos que han surgido al poneros en el lugar de otra persona, de cómo creéis que se pueden resolver las diferentes situaciones que habéis representado...

He aquí algunas sugerencias e ideas para practicar esta divertida actividad:

- **Cómo se siente...:** Este *role playing* ayuda a potenciar la empatía de vuestro hijo con sus compañeros de clase o amigos. Pedidle que escriba en diferentes hojas de papel cómo los ve. Seguramente, anotará frases como éstas: «Jaime es un niño muy simpático», «Carlos es un poco pesado», «Ana siempre se quiere hacer la lista»... El juego es el siguiente: vuestro hijo tiene que actuar como Jaime (es decir, intentar ser simpático), como Carlos (un poco pesado)..., y uno de vosotros representará el papel de vuestro hijo; por tanto, le hará ver a Carlos que es un poco pesado. De esta forma, vuestro hijo se pone en la piel de los niños con los que comparte su tiempo y puede percatarse de la importancia que tiene el trato que dispensamos a los demás en función de nuestras opiniones, que no siempre son justas.

- **Situaciones con compañeros y amigos:** Este *role playing* se centra en las diferentes situaciones que vive vuestro hijo en el colegio o con sus amigos. Por ejemplo, representad una escena en la que uno está jugando con la pelota y un compañero de clase se la quiere quitar, o bien en la que uno necesita un compañero de asiento en el autocar que va a llevarlos en su próxima excursión escolar y no se atreve a pedírselo a nadie, o, por ejemplo, una situación en la que dos compañeros de clase, que hasta ahora no se han hablado, tienen que hacer juntos un trabajo de ciencias naturales...
- **El niño nuevo de la clase:** Este *role playing* permite ponerse en la piel del alumno nuevo que llega al colegio: tímido, con mucho miedo, o quizá proviene de otro país y tiene dificultades con el idioma. Uno de vosotros representa al nuevo alumno y el otro, al compañero de clase que intenta conocerlo, ayudarlo, explicarle cómo funcionan las cosas en el colegio para facilitarle su integración.
- **Famoso por un día:** Un *role playing* que le encantará a vuestro hijo. Se trata de que escriba en diferentes trozos de papel el nombre de personajes famosos que a él le interesen. Pueden

ser de cualquier tipo: futbolistas, cantantes, actores de televisión... Luego introducís los papelitos en una bolsa y vuestro hijo tiene que sacar uno y representar al personaje famoso que le haya tocado. El papel del padre o la madre es el de un periodista que le hace una entrevista.

- **Inversión de roles:** Es muy sencillo: uno de los padres hace de hijo y éste adopta el papel de los padres. Se trata de acotar la situación; por ejemplo, jugar a que es la hora de la cena y el hijo está preparando la comida mientras uno de los padres acaba de hacer los deberes o ve la televisión. ¿Qué se consigue con este juego? Aumentar la empatía entre padres e hijos. Imaginad que vuestro hijo es un poco desobediente y normalmente no hace caso cuando le decís que tiene que apagar el televisor e ir a cenar. Cuando, durante el juego, él pida al papá-hijo que apague la tele y vaya a la mesa, éste puede hacerse el remolón. Así vuestro hijo se dará cuenta de que es frustrante tener la cena hecha y no poder empezar porque alguien no quiere despegarse de la pantalla. Pero, ojo, no se trata de crear mal ambiente y empezar a repartir reproches. Lo importante es que podáis expresar vuestros sentimientos sin discutir y sin perder los nervios. Otras situaciones que dan pie a una interesante inversión de roles son: papá-hijo conduce mientras uno de vosotros no deja de protestar porque se aburre; papá-hijo os ayuda con los deberes; papá-hijo os explica por qué no es bueno pasarse mucho tiempo jugando con la videoconsola... Por cierto, la inversión de roles no tiene que ceñirse únicamente a vosotros; podéis pedirle a vuestro hijo que se ponga en el lugar del abuelo, de un hermano, de un tío...

- **Vámonos de compras:** Los niños de estas edades se están incorporando progresivamente al mundo de los adultos; en poco tiempo, ya podrán ir a comprar el pan, por ejemplo. Un *role playing* que les encanta, porque les hace sentir un poco adultos, consiste en que vuestro hijo se vaya de compras. Por ejemplo, uno de vosotros hace de tendero de una frutería, y el pequeño va con la lista de la compra. Podéis utilizar dinero real, porque así, además, podéis aprovechar para practicar las sumas y las restas. Si vuestro hijo se salta algún paso o se equivoca, paráis el juego un momento y le explicáis cómo tiene que hacer las cosas. Por ejemplo, imaginad que entra en la tienda y no saluda; en este caso, le explicaréis que, siempre que se entra en un sitio, hay que decir «Buenos días» u «Hola». Las situaciones sociales que podéis representar son numerosas: vuestro hijo va a la biblioteca a buscar un libro y uno de vosotros es el bibliotecario; vuestro hijo quiere comprar un billete de metro o de autobús y uno de vosotros es el empleado encargado de vendérselo…
- **Guau, guau:** Otro *role playing* que hará las delicias de vuestro hijo. A la gran mayoría de los niños les encantan los animales. El juego consiste en que vosotros representéis que sois un gato o un perro, por ejemplo. La idea es que el niño os cuide, os saque a pasear, os riña si hacéis algo mal (por ejemplo, que el gato arañe las cortinas o que el perro haga pipí dentro de la casa)… Pasaréis un rato muy divertido y ayudaréis a que vuestro hijo comprenda la responsabilidad que supone encargarse de un animal.
- **Un poco de mímica:** El lenguaje no verbal es muy importante. A estas edades, vuestros hijos ya se expresan muy bien

verbalmente. Pero ¿qué os parece practicar un poco el lenguaje no verbal? Podéis jugar a ser mimos. Escribid en varios trozos de papel diferentes emociones y sentimientos: alegría, pereza, rabia, pena, tranquilidad... Jugad por turnos. Cada uno de vosotros saca un trozo de papel y tiene que representar, sin hablar ni escribir, el sentimiento o la emoción que le haya tocado. El objetivo del resto de los jugadores es adivinar de qué sentimiento o emoción se trata.

- **Ahora soy médico, ahora soy policía...:** Otro *role playing* que permite representar a vuestro hijo situaciones propias del mundo de los adultos. Se trata de que juegue a ser diferentes profesionales, como profesor, médico, policía... Si vuestro hijo es un profesor, vosotros sois los alumnos. Podéis ser el alumno aplicado y obediente, el alumno que pasa de todo, el alumno que molesta a los compañeros... Si vuestro hijo es un médico, podéis ejercer el papel del paciente al que le duele la garganta, o del que no quiere hacer caso de los consejos del médico... Si vuestro hijo es un policía, podéis ser el peatón que pregunta por una dirección, la señora a la que le acaban de robar el bolso, la niña que ha perdido a su perrito...
- **Vamos al teatro:** Utilizad cuentos u obras de teatro infantiles para representar los diferentes personajes que aparecen en ellas; pero dejad que los niños hagan el papel de adultos, así tendrán que ponerse en la piel de personas que son muy diferentes a ellos.

12

UN OCIO DISTINTO: TELEVISIÓN, PELÍCULAS Y DIBUJOS ANIMADOS

La televisión, ya sean los dibujos animados o un programa infantil o una película, es una forma de ocio muy habitual hoy en día. Según un estudio de la Universidad de Valencia, el 30 % de los niños afirman que lo primero que hacen nada más llegar a casa es encender la tele, cuyo consumo medio entre los niños españoles es de 2 horas y 30 minutos cada día.

Pero no vale todo. Me refiero a que no es bueno que los niños vean según qué contenidos (películas violentas, telediarios sin la supervisión de los adultos...), que pasen mucho tiempo delante de la pantalla (también la del ordenador o cualquier otra a su disposición) o que siempre estén solos cuando vean estos programas. La televisión, los dibujos o las películas no pueden convertirse en el canguro de los niños. Es recomendable que los padres estéis con vuestros hijos cuando éstos se sienten frente al televisor, aunque no sea todo el rato. Constituye una buena manera de descubrir qué les gusta y comprobar si lo que están viendo es adecuado o no para su edad. Una estadística elaborada por el CIS (Centro de Investigaciones Sociológicas) asegura que del tiempo total que pasan los niños viendo la televisión, solamente un 25 % corresponde a programas infantiles y que dos de cada tres padres no controlan lo que ven sus hijos.

A estas edades, los niños están aprendiendo cómo funciona el mundo, y precisamente los buenos contenidos audiovisuales infantiles están pensados para ayudarlos en su aprendizaje. Sin embargo, tened en cuenta que, aunque vuestro hijo esté viendo uno de estos programas, es necesario que estéis a su lado y le expliquéis algunas cosas, porque no todo lo va a entender; además, sabrá que puede compartirlas con vosotros.

Aquí tenéis algunos consejos más para que los pequeños de la casa hagan un buen uso de la televisión:

- En cuanto al tiempo que puede dedicar a esta actividad, la Academia Estadounidense de Pediatría recomienda que los niños menores de 2 años no vean la televisión, y que los niños mayores de esta edad vean menos de 2 horas al día.
- No es recomendable que los niños tengan un televisor en la habitación. En este caso, os sería más difícil controlar el tiempo que pasan viéndola y los contenidos que consumen.
- Es muy importante explicar al niño la diferencia entre realidad y ficción.
- No sólo puede ser contraproducente lo que ven los niños, sino lo que ven los niños que ven los padres. Si pasáis 5 horas al día frente al televisor y veis contenidos muy violentos, no estaréis dando el mejor de los ejemplos a vuestros hijos.
- No es aconsejable encender el televisor con la idea de «a ver qué dan». Hay que encenderlo porque se quiere ver un programa en concreto.
- Una parte muy importante de los contenidos televisivos son los anuncios. Hay que explicarles a los niños qué son éstos y que no se puede comprar todo lo que aparece en ellos.

13

LAS NUEVAS TECNOLOGÍAS Y LOS NIÑOS

El móvil, los ordenadores, el iPad, los videojuegos... A los niños les encanta pasar horas y horas jugando con las nuevas tecnologías. Es más, hay niños de sólo 2 o 3 años que son auténticos expertos en su manejo. Han nacido en la era digital y han empezado a utilizar estos recursos casi al mismo tiempo que tuvieron su primer chupete. No pretendo demonizar las nuevas tecnologías. Nos facilitan la vida en muchos sentidos, y tienen ventajas para el desarrollo de los niños. Según un estudio de la Universidad de Wisconsin, en Estados Unidos los niños acostumbrados a emplear las pantallas táctiles aprenden de forma más rápida.

Pero es evidente que hay que establecer ciertos límites. Por ejemplo, es necesario acotar el tiempo en el uso. En este caso, al igual que a la hora de ver la televisión, es importante que los padres estén cerca de sus hijos y se involucren en las actividades relacionadas con las nuevas tecnologías; no es recomendable que los niños manejen solos el ordenador, la *tablet* o el móvil.

¿Por qué necesitan los niños las nuevas tecnologías? Para aprender, hacer los deberes o jugar. Perfecto. Sin embargo, no se nos debe escapar que también son auténticos expertos en navegar por internet y pueden acceder a contenidos inapropiados. De todos modos, tampoco hace falta que los padres estén constantemente encima si lo que está haciendo el niño es consultar información sobre los ríos de su región o si está jugando a un juego de fútbol *online*. Basta con que, de vez en cuando, vayan a su lado, miren lo que su hijo está haciendo y le pregunten si va todo bien, si ha encontrado lo que deseaba o si está pasando un buen rato. La idea es siempre la misma: que sientan que estamos ahí, cerca de ellos. Y, en ningún caso, que capten que durante ese tiempo que pasan con el ordenador pueden hacer lo que les dé la gana.

Porque la tecnología en cuestión ejercerá en el niño la influencia que deseen los padres. Una *tablet* tendrá la importancia que los padres le den; y eso vendrá marcado, entre otros factores, por el tiempo que le permitan pasar con ella, cómo le enseñen a manejarla y los contenidos a los que tenga acceso.

Por cierto, es un sinsentido prohibir a los niños el acceso a las nuevas tecnologías; sería como prohibirles asomarse a la realidad, porque, hoy en día, buena parte de la realidad tiene relación con el mundo virtual. Según una encuesta del Instituto Nacional de Estadística sobre el uso de las nuevas tecnologías en los hogares, el 90,2 % de los menores de entre 10 y 15 años disponen de móvil, el 95,2 % usan el ordenador y el 91,8 % utilizan internet. Así que prácticamente todos los niños emplean estos nuevos recursos. Asimismo, según un estudio del Instituto Nacional de Tecnologías de la Comunicación, la edad de inicio es de 10 años en el caso de internet, 11 años en el uso de teléfono móvil, y 13 en el de teléfonos inteligentes o *smartphones*.

Pero, como ya he señalado, esto no implica que puedan hacer uso de ellas todo el tiempo que deseen y tampoco que durante el tiempo que tengan asignado las empleen como les dé la gana.

A continuación, tenéis algunas pautas para que los niños se relacionen de forma saludable con las nuevas tecnologías.

1. INTERNET

Sin duda, internet nos ha cambiado la vida a todos. Ha cambiado nuestra forma de comunicarnos, de aprender, de trabajar, de entender el ocio... Para los niños es muy útil a la hora de hacer los deberes, porque pueden buscar información. En este sentido, si necesitan estar conectados a internet durante una hora para realizar una tarea de clase, no hay ningún problema en ello. Pero, insisto, esto no significa que los padres se desentiendan completamente durante esa hora; deben acudir de vez en cuando a su lado para asegurarse de que en realidad están estudiando.

No obstante, internet también sirve para comunicarse (servicios de mensajería instantánea, redes sociales...). Los niños se pasan el día hablando en el colegio y luego se citan en las redes sociales para seguir hablando y hablando. En este caso, el peligro es que haya adultos infiltrados en la red con perfiles falsos para engañar a los niños. En realidad, el uso de las redes sociales está prohibido a los menores de 14 años, y a partir de esa edad deben abrir una cuenta con el consentimiento de sus padres. Aunque, claro, los niños también pueden mentir con la edad y crearse un perfil. En principio, no creo que sea necesario que un niño disponga de un perfil propio en una red social. Pero en el caso de que los padres acepten que lo tenga, sí considero imprescindible que puedan saber su contraseña para conocer la actividad que su hijo realiza. Además, hay que limitar su uso a 15 o 20 minutos al día como máximo. Para facilitar que los padres sepan qué hace su hijo en internet, una buena idea es poner el ordenador en una zona común de la casa, como el comedor. Si dejáis que vuestro hijo se encierre en su habitación con el ordenador o la *tablet*, no podréis saber qué está haciendo. Por cierto, hay sistemas de protección disponibles para evitar el acceso a páginas no aprobadas para menores. En internet encontraréis páginas en las que podéis descargar estos programas de protección infantil. Tampoco olvidéis hablar de vez en cuando con vuestro hijo sobre los riesgos de internet.

Éstos son algunos consejos que le podéis dar y que le pueden ser muy útiles:

1. «Internet es muy *grande*. Si estás buscando información para un trabajo de la escuela, no te despistes visitando páginas que no tienen nada que ver con ese trabajo.»
2. «Desconfía de los mensajes de personas desconocidas que te lleguen por correo electrónico o a través de una red social, aunque sea de niños, porque algunos adultos se abren cuentas en las redes sociales haciéndose pasar por menores de edad.»
3. «Nunca des información personal a nadie.»
4. «Desconfía si te llega un mensaje en el que se dice que te ha tocado un premio.»
5. «Y si tienes alguna duda, o te ha pasado algo extraño, no dudes en decírnoslo.»

Y, sobre todo, practicad con el ejemplo. De nada sirve decirle a vuestro hijo que no hay que pasar mucho tiempo conectado a las redes sociales si luego alguno de vosotros está todo el día pendiente de su perfil en una de ellas.

2. VIDEOJUEGOS

Ya sean en el ordenador, la *tablet*, la videoconsola..., los videojuegos son una de las principales actividades de ocio de los niños. A pesar de que han sido demonizados durante mucho tiempo, tienen ventajas para ellos si no se exceden en su uso. Según un estudio realizado por el Comité de Mercado Interior y Protección del Consumidor del Parlamento Europeo, en la mayoría de los casos no son peligrosos e incluso pueden contribuir al desarrollo de capacidades importantes; estimulan el aprendizaje de habilidades como la reflexión estratégica, la creatividad, la cooperación y el sentido de la innovación; y, además, suelen ser muy entretenidos.

Pero antes de comprar un videojuego, es fundamental hacer dos cosas: conocer bien el contenido y establecer unos horarios para que jueguen con él. Debéis tener presente que los hay dirigidos a un público adulto por su violencia; no importa que a los niños les encanten. Por eso hay que estar muy atentos. Si en la cajita del videojuego figura que está destinado a niños de 8 años, justo la edad de vuestro pequeño, entonces perfecto. Aun así, jugad con él y entonces veréis qué tal le sienta a vuestro hijo, si se frustra o no, si disfruta mucho o poco... Hay niños que lo pasan muy mal con algunos videojuegos porque no pueden superar las sucesivas pantallas. Luego, ¿qué sentido tiene que invierta su tiempo de ocio con un entretenimiento que le pone de mal humor? Además, jugar con ellos puede ser muy divertido. Recordad que ya sea con el ordenador, la *tablet* o la videoconsola, es posible jugar *online*; por tanto, si vuestro hijo quiere jugar a fútbol con un amigo, perfecto; pero hay que vigilar que no lo haga con desconocidos.

En cuanto al tiempo, si por muchos niños fuera, no harían otra cosa que jugar a videojuegos desde que llegan a casa hasta que se van a la cama. Yo considero que no es bueno que lo hagan cada día. Pueden jugar uno o dos días entre semana después de hacer los deberes, durante no más de media hora. Y el fin de semana, media hora o el sábado o el domingo. Porque, aunque es cierto que estimulan la imaginación y la creatividad, también hay que animar a los hijos a que se muevan. Es mejor pasar tres días seguidos jugando en el parque con otros niños que sentado en el sofá.

3. MÓVILES

«Todos tienen móvil menos yo.» Éste es uno de los reproches que muchos niños hacen a sus padres en la actualidad. No veo la necesidad de que a estas edades dispongan de un móvil, pues en realidad poco uso tienen que darle: quizá algún mensaje de texto o alguna llamada por si el crío llega más tarde a casa por algún motivo. Además, no olvidemos que los móviles de hoy en día son casi como ordenadores; por ejemplo, con los *smartphones* podemos conectarnos a internet y por eso mismo es mejor evitarlos hasta ciertas edades.

No obstante, si los padres deciden que puede tener uno, es necesario seguir algunas pautas de uso como las que se indican a continuación:

1. Mejor un móvil de tarjeta prepago que de contrato; así podéis controlar el gasto del niño y pactar que no pueda exceder los 5 euros al mes.
2. No es recomendable que un niño de 10 años pueda conectarse a internet si no están sus padres cerca. Por tanto, perfecto si tu

hijo quiere un móvil, pero mejor que sea sin acceso a la Red. Si protesta, le podéis decir que en casa tiene internet por si necesita conectarse.

3. No está de más que reviséis el uso que le da al móvil: a quién llama, a quién envía mensajes, con qué frecuencia...
4. El móvil no es un juego; las llamadas y los mensajes cuestan dinero. Por eso, decidle a vuestro hijo que llame o envíe un mensaje únicamente cuando sea necesario.
5. Cada mes recordadle que esos 5 euros, por ejemplo, que tiene para gastar le han permitido hacer tantas llamadas y tantos mensajes. Le ayudará a comprender el valor del dinero.
6. Enseñadle a ser respetuoso con el uso del móvil: nada de vociferar en el autobús o no apagarlo mientras está en el cine.

LAS NUEVAS TECNOLOGÍAS Y LOS PROBLEMAS DEL SUEÑO

El problema con la falta de sueño debido a los videojuegos o al ordenador se da, sobre todo, a partir de la preadolescencia y, en especial, durante la adolescencia. Aunque le hayamos inculcado el hábito de utilizar las nuevas tecnologías únicamente un rato al día, su necesidad de autoafirmarse y su tendencia a rehacer las normas a su manera, ignorando lo que se le ha enseñado de pequeño, hace que muchas veces intente hacer lo que se le antoja.

Actualmente, son muchos los adolescentes que cuentan con un ordenador o un móvil con acceso a internet o una videoconsola en la habitación, un espacio que a estas edades es sinónimo de «santuario infranqueable» en el que poder hacer lo que quieran. Con frecuencia, para evitar enfrentamientos, los padres permiten este comportamiento. El problema es que, al no tener control, pueden perder horas de sueño por jugar o chatear con sus amigos. Y es que, a estas edades, empieza a germinar la idea de que dormir tampoco es tan importante.

Por este motivo es altamente recomendable no instalar jamás un ordenador o un televisor en la habitación del niño, para evitar que pueda entender que tiene vía libre para explayarse en su uso. La importancia de los horarios es básica para el buen funcionamiento y rendimiento del niño, a cualquier edad, y hay que evitar la presencia de las tecnologías para no dar pie a su abuso.

14

DESCUBRIENDO LAS HABILIDADES SOCIALES

Los hábitos y las pautas, tanto a nivel de horarios como a nivel de tareas, son muy importantes. Pero hay otro elemento imprescindible en el desarrollo de nuestro hijo que podemos fomentar y favorecer en casa. Se trata de sus habilidades sociales. Aunque en la guardería, y después en la escuela, tienen un contacto constante con profesores y otros niños de clase, es básico inculcar una serie de valores y costumbres para que sean capaces de tener una relación sana con amigos, hermanos y familiares.

1. ¿QUÉ ENTENDEMOS POR HABILIDADES SOCIALES?

Las habilidades sociales son un conjunto de capacidades que favorecen el desarrollo de una serie de acciones y conductas que permiten que los niños interactúen de forma sana con los demás. Estas habilidades implican sentimientos, ideas, creencias y valores que el niño deberá comprender progresivamente a través del aprendizaje y la experiencia. Se trata de unas capacidades imprescindibles para el niño a corto plazo, porque le permitirán adaptarse a su entorno, hacer amigos, tener una relación sana con sus padres y sus hermanos, y también a largo plazo, porque le proveerán de una serie de herramientas para su inmersión en el mundo adulto.

Debemos recordar que los seres humanos vivimos en sociedad, en grupo: ya sea la familia, la escuela, los amigos... Comprender a las otras personas, entender de qué modo funcionan las relaciones sociales, es importante para que nuestro hijo goce de una vida emocionalmente sana.

Pero ¿cómo adquirir estas competencias sociales? Como muchos otros hábitos, el niño debe aprenderlas y desarrollarlas. Desde muy pequeños, nuestros hijos entran en contacto con otros niños de su edad, y mediante la experiencia directa y la imitación irán descubriendo, gracias a los adultos que están a su alrededor, el funcionamiento social. Por eso es interesante que nuestro ejemplo sea bueno y muestre valores y actitudes positivas.

Se podría decir que las habilidades sociales básicas son:

- Comunicación: capacidad de expresar y escuchar.
- Apego: capacidad de establecer lazos afectivos con otras personas.
- Empatía: capacidad de ponerse en el lugar del otro y entenderle.
- Asertividad: estrategia comunicativa que consiste en defender las convicciones propias sin despreciar al prójimo.
- Cooperación: capacidad de colaborar con los demás.
- Autocontrol: capacidad de dominar los propios impulsos y respetarse a uno mismo y al otro.
- Comprensión y resolución de situaciones: capacidad para entender las situaciones y, ante un conflicto, hallar alternativas de solución al mismo.

2. ¿CÓMO FAVORECER SUS HABILIDADES SOCIALES?

Nuestro hijo irá desarrollando poco a poco estas habilidades. Como padres, debemos acompañarlo en el proceso y favorecer las conductas y capacidades sociales en casa para que, una vez esté fuera del hogar, pueda desenvolverse en el grupo de forma sana.

¿Qué podemos hacer nosotros?

- **Trabajar y cuidar su autoestima:** Para ello, es importante reforzar de manera positiva lo que hace bien, demostrar confianza en él y sus aptitudes, evitar las comparaciones o las críticas cuando se ha equivocado. Nunca debemos decirle que es «malo», sino que en esta ocasión se ha equivocado en lo que ha hecho, pero que seguro que después lo hará mejor porque sabemos que es capaz.
- **Transmitir valores:** No sólo deben aprender a valorarse a sí mismos, sino también a valorar y respetar al prójimo. Por eso mismo, es fundamental que sean conscientes de la importancia de la tolerancia, de la escucha activa, el respeto, el esfuerzo o la empatía. Así, con una mochila llena de emociones y valores positivos, podrán establecer relaciones desde la igualdad y la amistad sincera. Y ¿cómo transmitir esos valores?
- **Predicar con el ejemplo:** De nada nos servirá inculcar a nuestros hijos unos conceptos si ellos no ven de qué modo funcionan, cómo nosotros los ponemos en práctica. Somos el espejo en el que se miran, el referente que acabarán imitando. Debemos ser coherentes con lo que les enseñamos y demostrarles la bondad y la utilidad de dicho comportamiento. Por tanto, si queremos que el niño aprenda a escuchar a los de-

más, esto mismo tendremos que hacer nosotros: escucharle con atención y respeto.

- **Hablar con ellos:** La comunicación en las habilidades sociales es imprescindible. El niño está en proceso de aprendizaje, asoma a un mundo donde hay situaciones, emociones o problemas que le son extraños y que no sabe explicar por sí mismo. Nuestra labor como padres es facilitarle toda la información, del tipo que sea, para que pueda comprender esa realidad.
- **Fomentar la escucha:** Con respecto a la comunicación a la que acabo de referirme, para que una conversación sea positiva, productiva y emocionalmente enriquecedora, es indispensable aprender a escuchar a los demás; sólo así podemos comprender y descubrir muchas cosas.
- **Animar a participar, a relacionarse:** Para poner en práctica sus habilidades sociales, el niño necesita un entorno social. Es importante impulsarle a que participe en actividades con otros niños, en juegos compartidos o en los diferentes espacios donde puede crear vínculos sociales. Asimismo, tienen que experimentar para ir aprendiendo a desenvolverse solos en el mundo de las relaciones personales.

3. ¿CÓMO FAVORECER LA COMUNICACIÓN?

Uno de los factores que está afectando de manera más negativa a la comunicación entre padres e hijos es la necesidad de inmediatez, las prisas. Pero ¿qué entendemos por comunicación entre padres e hijos? No se trata simplemente de hablar, argumentar o sermonear al niño, porque se puede hablar mucho y no comunicar nada. La comunicación en la familia, como elemento imprescindible para desarrollar la sociabilidad del pequeño y sus valores en relación con los demás, se basa en generar vínculos, en compartir espacios y tiempo y en enseñar a escuchar, a transmitir emociones, a confiar en el otro.

Hay algunos consejos muy útiles que podéis seguir para mejorar la comunicación con vuestro hijo:

1. **Escucha activa:** La clave de una escucha activa es la atención; hay que estar atentos a lo que nos dice el niño, pero, a su vez, también ser plenamente conscientes de lo que le decimos. Nosotros somos los adultos y ellos precisan de nuestro apoyo, necesitan saber que estamos a su lado y que nos interesa lo que nos cuentan. Si estamos viendo la tele y lo único que contestamos a sus observaciones es un «ajá» de vez en cuando, el niño sentirá que no le escuchamos y al final dejará de hablar. Hay que demostrar que realmente le estamos prestando atención mediante gestos, comentarios y preguntas (mirar al niño, sonreír, comentar...).
2. **Compartir tiempo con los hijos:** Para fortalecer el vínculo con nuestro hijo y promover la comunicación, necesita saber que estamos cerca. Como en todo hábito, requiere paciencia, tiempo y un estímulo, un modelo. Si pasamos tiempo con ellos, participando juntos en una actividad o teniendo un rato de charla, se establecen lazos.
3. **Preguntarle cosas de las que ellos quieran hablar:** Una manera de lograr la confianza de nuestros hijos es preguntarles lo que ellos quieren contarnos o saber. De este modo, ellos

ejercen un papel principal en la conversación, saben que se los tiene en cuenta y esto permite que se atrevan a hablar más fácilmente.

4. **Mostrar empatía:** Para que realmente exista una comunicación, también es necesario que mostremos empatía hacia el niño, es decir, ponernos en su lugar, comprender sus sentimientos, sus motivos y sus problemas. Si le transmitimos que sabemos de lo que nos habla, si nos esforzamos por tranquilizarle, darle opciones o ejemplos que puedan servirle para solucionar sus dudas o inquietudes, sabrá que puede confiar en nosotros.
5. **Tener en cuenta sus sentimientos:** Relacionado con lo anterior, otro camino para fortalecer la comunicación y la confianza del niño es no subestimar lo que nos explica con el típico «no pasa nada», porque si él nos lo está contando es porque sí es importante. Entonces ¿qué hacer? Mostrar interés y, sobre todo, comprensión.
6. **Favorecer su toma de decisiones:** Aunque es imprescindible marcar límites, crear hábitos y controlar los horarios, es cierto que tampoco podemos escudarnos en el «porque lo digo yo» como argumento. Si es importante enseñar al niño a hacer caso a sus padres, no lo es menos que sepan cuándo decir que no; esto es, que aprendan a tomar sus decisiones, a reflexionar sobre ellas y a comprender los motivos. De esta manera evitaremos comportamientos abusivos en los que nuestro hijo no defiende su opinión, su criterio o su deseo.
7. **Fomentar el respeto mutuo:** Éste es, junto a la empatía, uno de los pilares fundamentales para crear un hábito saludable en lo que se refiere a relaciones. La comunicación se basa en

el respeto mutuo. Si los padres educan y tratan a su hijo con respeto, él aprenderá, como lo hace con los otros valores que le enseñan. Somos su modelo, como en todos los otros ámbitos, así que si no queremos que griten, nosotros deberemos predicar con el ejemplo.

CONVERSACIONES ALREDEDOR DE LA MESA

Un espacio idóneo para fomentar y fortalecer esta comunicación, además de los espacios de juego compartido, la lectura o la narración de cuentos, es la cena. Normalmente, los niños comen en el colegio y, a la hora del desayuno, todo el mundo tiene prisa y no está muy comunicativo. En cambio, por lo general, durante la cena están presentes todos los miembros de la familia y es un momento perfecto para que padres e hijos charlen sobre lo que han hecho durante el día, expliquen sus preocupaciones, problemas o planes. Así el niño desarrolla su capacidad comunicativa, su empatía, su escucha y sus habilidades emocionales.

Por eso mismo, es tan importante seguir unos buenos hábitos durante la cena, como, por ejemplo, no sentarse a la mesa con el televisor encendido, ya que de esta forma será difícil entablar una conversación o escuchar realmente lo que nos está contando nuestro hijo.

4. LA EMPATÍA COMO BASE PARA UNA BUENA RELACIÓN

La capacidad de ponerse en el lugar del otro, de pensar e imaginar cómo se siente, qué le ocurre y, en definitiva, comprenderlo, es necesaria para una interacción sana tanto con los padres como con los hermanos o los amigos. Un niño que no ha aprendido a sentir empatía por el prójimo, desde el respeto, tendrá más dificultades para mantener relaciones sociales. Es, por tanto, una de las habilidades sociales imprescindibles para nuestro hijo y que nosotros, con nuestro ejemplo, podemos enseñarle.

Existen algunos ejercicios y juegos que ayudan a desarrollar esta capacidad emocional tan importante en nuestro pequeño. Aprender sobre las emociones y lograr comprenderlas puede convertirse en un ejercicio divertido y beneficioso, tanto para los padres como para los hijos, ya que permite fortalecer sus lazos y, a su vez, fortalecer sus habilidades emocionales y sociales. He aquí algunos ejemplos:

- **Crear caras que expresen diferentes emociones:** Como un juego, podéis compartir un rato de la tarde con vuestro hijo para enseñarle a comprender las diferentes emociones humanas. Para ello, dibujad en un folio un círculo que represente la cara y mostradle las diferentes expresiones del rostro, explicándole a su vez lo que implican, lo que significan. Dependiendo de la edad, la interacción será mayor o menor. Si ya tienen unos 6 o 7 años, es posible que podáis realizar algún otro juego con dichas caras, como imaginar situaciones que conlleven la emoción que habéis plasmado en el papel.
- **Crear y utilizar máscaras con diferentes expresiones emocionales:** Así como podemos crear máscaras que emulen a un animal, también podemos crearlas para que reflejen una emoción. Es una actividad similar a la anterior, pero en ésta, el niño o el padre se coloca la máscara e interpreta la emoción.

Con ello, aprende qué implica sentirse de cierta manera y podrá comprender mejor cómo se sienten los demás.

- **Utilizar personajes de cuentos:** A cierta edad, cuando el niño ya es capaz de entender del todo las historias que le contamos o que lee en los libros, puede empezar a preguntarse sobre las emociones que sienten los protagonistas o los motivos que les han llevado a actuar de una determinada manera. La reflexión alrededor de estos personajes de ficción le permitirá elaborar en su mente las emociones que conoce, e incluso puede que acabe por relacionarlas con las que él mismo siente. De esta manera, ejercita sus habilidades emocionales y se abre una puerta a la comunicación emocional por parte de padres e hijos.

15

LAS RELACIONES CON LOS DEMÁS

Aunque los lazos de amistad fuertes suelen darse durante la preadolescencia, la adolescencia y más adelante, también en la infancia se desarrollan relaciones de amistad muy importantes para el crecimiento emocional del niño; relaciones que, dependiendo de las circunstancias, pueden prolongarse hasta la adolescencia, la juventud o la edad adulta. Debemos recordar que la interacción con los demás, ya sean amigos, hermanos o padres, favorece la creación y el asentamiento de habilidades sociales imprescindibles para el niño.

1. LA IMPORTANCIA DE LA AMISTAD EN LOS NIÑOS

Los seres humanos, por naturaleza, somos unos seres sociales. Nuestro instinto es socializar, y si no, fijémonos en la reacción de un niño pequeño a una voz humana: aunque sea un bebé, normalmente vuelve la cabeza para ver de dónde proviene. Desde pequeños, los niños se socializan, tanto con los familiares como con otros niños con los que coinciden en el parque, en la guardería y, más adelante, en la escuela.

De hecho, el momento en que el niño empieza a ir al colegio es cuando se hace más patente la interacción con los demás. Entonces aprende a relacionarse: asimila reglas de comportamiento, de participación, de trabajo en equipo... Los vínculos que se crean durante esta época son muy importantes, no tanto porque vayan a ser amistades duraderas o que marquen su vida para siempre, sino porque serán las primeras relaciones afectivas con un igual, que no es ni papá ni mamá, ni tampoco un hermanito. Además, al tratarse de un niño como él, que ve el mundo desde el mismo punto de vista, dispuesto a asombrarse, imaginar, inventar, y con quien comparte inquietudes y curiosidades similares, al niño se le abren un montón de oportunidades lúdicas, un sinfín de experiencias.

Gracias a estas primeras amistades, a estas relaciones sociales fuera del seno familiar, el niño irá aprendiendo e implementando una serie de valores que sus padres ya le han enseñado, como el respeto, la tolerancia, la confianza, el no dañar a los demás... Aunque, por otro lado, también empezará a entrar en contacto con la frustración, el dolor o la pena, al descubrir, por ejemplo, que aquel que era su amigo del alma ahora no le habla y va con otro grupo. Son experiencias básicas y nutren a nuestro hijo de nuevas capacidades. Eso sí, necesita que nosotros estemos allí para apoyarle y ayudarle a comprender por qué ocurren estas cosas.

Los expertos consideran que cuanto antes empiecen a tener amigos, más probable será que tengan amistades en edades posteriores. Un 75 % de los niños en edad preescolar tienen amistades, y en la adolescencia, entre un 80 y un 90 % afirman tener amigos, entre los que siempre destacan a sus mejores amigos por encima de los otros. La importancia del «mejor amigo», sobre todo cuando se llega a la preadolescencia, responde a la necesidad de encontrar el apoyo, la confianza y la confidencialidad que ahora el niño ya no quiere tener con los padres; precisa, así, de alguien de su edad, que hable su mismo idioma y comprenda sus problemas desde el punto de vista que él cree el adecuado.

¿QUÉ PROPORCIONA LA AMISTAD?

- El niño puede descubrir diferentes maneras de relacionarse con los demás.
- Gracias a la interacción con los amigos, el niño aprende normas, siente nuevas emociones y adquiere la capacidad de tomar decisiones y resolver problemas.
- Experimenta sentimientos sobre los demás y sobre sí mismo, descubre la frustración, el rechazo y la importancia del esfuerzo, y empieza a comprender cómo funcionan las relaciones sociales.
- Descubre que existen diferentes puntos de vista y aprende a respetarlos.
- Refuerza el compañerismo y permite que la autoestima se torne más sólida al tener la sensación de pertenecer a un grupo.

2. ¿CÓMO PROMOVER Y FACILITAR LOS LAZOS DE AMISTAD DESDE EL HOGAR?

Uno de los espacios donde se trabajan más las habilidades sociales es la escuela. Aprovechando que hay un grupo de niños de la misma edad, con las mismas inquietudes y necesidades, en los primeros años de escolarización se trabajan muchas de estas habilidades para fortalecer los lazos de amistad y las capacidades sociales de los niños. Desde juegos donde deben compartir, hasta ejercicios de empatía para descubrir al prójimo, los niños entran en contacto con una forma lúdica de comprender las relaciones sociales y de amistad. Sin embargo, desde casa también podemos poner nuestro granito de arena para que el niño disfrute de una socialización sana. ¿Qué podemos hacer?

- Facilitar las visitas de amigos a casa. No es necesario que sea un gran grupo, pero la sensación de poder invitar a sus amigos a casa, ya sea para pasar una tarde haciendo los deberes y jugando juntos, ya sea para celebrar un cumpleaños con un grupo un poco más amplio, o para quedarse a ver una película que a todos interesa, es muy gratificante. Además, permite estar con los amigos en otro ámbito distinto de la escuela y les da una complicidad y una confianza diferentes. Este tipo de estrategias también favorecen las amistades y ayudan a los niños más tímidos a integrarse en el grupo.
- Permitir a nuestro hijo participar en actividades fuera de casa, ir a reuniones de amigos, ir a jugar al parque con ellos o practicar algún deporte en grupo. El tiempo libre y el ocio del niño ofrecen un sinfín de posibilidades, y aunque es importante que parte de ese tiempo sirva para reforzar los vínculos familiares, también lo es que fortalezca los amistosos.
- Educar al niño en el respeto, la comunicación, la empatía o la sinceridad, valores todos ellos que le permitirán establecer relaciones de amistad más enriquecedoras.

3. RELACIONES CON LOS HERMANOS

Cuando hablamos de relaciones entre hermanos, casi todo el mundo piensa en los celos. Y es cierto, casi siempre existen celos entre hermanos. Pero que exista ese sentimiento es normal, sobre todo en una época de la vida del niño, ya que indica que es consciente de que tiene un hermano y que eso implica cambios. Los celos en sí no son malos, pero hay que aprender a manejarlos y a canalizarlos correctamente para que no se conviertan en un problema.

Por norma general, los niños que se pelean con sus hermanos lo que buscan, más allá de demostrar sus celos, es la atención de los padres. A menudo esta necesidad de atención está motivada por la sensación que tiene el niño de que hay una comparación, una competencia negativa entre hermanos, y que él no es el preferido de sus padres, lo cual le resulta muy doloroso y se rebela. Por eso se pelea, para conseguir que le hagan caso, aunque sea de esa manera. ¿Cómo podemos actuar los padres? Evitando las comparaciones y no haciendo diferencias.

Es importante recordar que cada hijo es diferente y todos tienen sus cualidades. Los padres debemos destacar las habilidades y características positivas de cada uno, pues de este modo evitaremos que compitan entre ellos. ¿Por qué? Porque estaremos potenciando y reforzando sus cualidades de manera positiva. Nunca, bajo ningún concepto, podemos comparar a nuestros hijos ni decir que uno es mejor que el otro en algo, porque así estaremos fomentándoles unos celos que no reportarán nada bueno.

Por otro lado, existe cierta tendencia a esperar que los hermanos hagan todo juntos. En primer lugar, puede que por una diferencia de edad esto sea imposible, debido a que los intereses de uno y otro sean muy dispares. Y en segundo lugar, aunque es bueno que compartan, también lo es que respeten y favorezcan su individualidad. Cada uno de ellos debe ser protagonista en momentos diferentes y respecto a sí mismo, no en comparación con el hermano. Si a uno le encanta el fútbol y al otro pintar, no podemos obligarlos a que a los dos les guste lo mismo. Quizá a los padres les resultaría más sencillo si ambos compartieran gustos, ya que, de esta manera, en caso de realizar alguna actividad extraescolar, sólo tendrían que hacer un viaje para recogerlos a los dos. De todas formas, lo importante es fortalecer las habilidades propias, no obligarlos a hacer algo que no quieren.

Pero ¿qué hacer cuando llega la pelea?

En ese momento, lo primero que debemos tener presente es que no podemos culpabilizar del conflicto sólo a uno de los hermanos, porque así estaríamos alimentando sus celos; una pelea es cosa de dos: del que provoca y del que se deja provocar.

Tampoco sirve de nada gritarles que paren. Cuando están enfadados, difícilmente escuchan lo que se les dice, y puede que si los padres les gritan, ellos acaben gritando más.

Ante este tipo de situaciones, una estrategia consiste en observar cuál de los dos está más calmado, acercarnos, distraerle y sacarlo de la situación. Cuando ambos están calmados, debemos mostrar el modelo de conducta que nosotros queremos: «Con lo bien que sabéis portaros, qué pena que os pongáis así». Y como estamos remarcando su capacidad de resolver el conflicto de otra manera menos agresiva, podemos invitarlos a que hablen del problema, pero de forma más tranquila. Así aprenden a resolver conflictos.

Y, por supuesto, reforzar positivamente cuando se porten bien, con lo cual favoreceremos la conducta respetuosa y los buenos comportamientos.

En definitiva, para ayudar a que la relación entre hermanos sea saludable, debemos:

1. Evitar comparaciones.
2. Escuchar y ser comprensivos ante las situaciones y emociones de nuestros hijos.
3. Pasar un rato con cada uno de ellos haciendo algo que les guste.
4. Fortalecer la autoestima y la confianza del niño en sí mismo.
5. No culpar a uno de los hijos de la pelea.
6. Reforzar de manera positiva las conductas que queremos que aprendan.
7. Proponer actividades en familia que les permitan compartir un espacio conjunto.
8. Fomentar la comunicación entre ellos.
9. Enseñarles a resolver problemas dialogando y no peleando.
10. No etiquetar.

¿QUÉ APORTAN LAS RELACIONES DE HERMANOS?

- Aprenden a compartir. Al tener a otro niño en casa, asumen y ponen en práctica mucho antes un concepto imprescindible para disfrutar de una buena relación con el prójimo.
- Aprenden a crear y a imaginar juntos. Pueden desarrollar un universo imaginativo propio que les haga sentir que tienen una relación única que otros no tienen.
- Aprenden normas de convivencia: tolerancia, empatía, paciencia, respeto...

- Pueden ser un modelo de comportamiento y una fuente de conocimiento si son mayores.
- Pueden ofrecer un apoyo distinto al que dan los padres, por cercanía de edad.
- Aprenden a lidiar con sentimientos incómodos como los celos, y a resolver conflictos y disputas. Aprenden la importancia de la comunicación.

4. ¿Y SI BUSCAMOS UNA MASCOTA?

Varios estudios han demostrado que las mascotas son muy beneficiosas para la vida y la salud de un niño. De eso no hay duda: tener una mascota, ya sea un perro, un gato, un pez o una tortuga, es una buena manera de generar hábitos, de enseñarle a nuestro hijo a hacerse responsable de alguien y de que desarrolle habilidades emocionales. Pero lo que también debemos tener claro es que, bajo ningún concepto, una mascota es un regalo, un juguete del que los niños se pueden desentender, como hacen con aquellos objetos que ya no les despiertan interés.

La presencia de un animal en casa introduce una noción de amistad saludable y sencilla y, lo que resulta más importante, nos enseña a cultivarla, a conservarla. Un animal requiere atención y cuidados. De hecho, como responsable de una mascota, el niño descubrirá qué ocurre cuando alguien depende de ti. Podrá experimentar la sensación de ser una especie de padre-maestro para el animal, de acordarse de su comida, su higiene, las visitas al veterinario y demás necesidades ineludibles.

Cuidar de un animal es una de las muchas responsabilidades que podemos enseñarle a nuestro hijo para ayudarle a desarrollar sus capacidades para integrarse en la sociedad, así como muchos otros valores. Junto al compromiso de cuidarlo, querer a un animal es una de las fuentes de alegría y autoestima más maravillosas de las que puede gozar un niño. Junto a ellos maduran ciertas habilidades para socializar y mostrar afecto que repercuten muy positivamente en su crecimiento. Gracias al contacto con el animal, los niños ganan en autoestima, aprenden a respetar a los otros seres de la naturaleza, y tienen la oportunidad de comprobar cómo funcionan los ciclos de la vida. Además, un animal se muestra inmediatamente receptivo y atento a las atenciones del niño, y siempre está dispuesto a jugar con él y a acompañarle de manera fiel. Para un niño con baja autoestima, esta reacción amigable y confiada resulta muy satisfactoria.

Pero no podemos incorporar una mascota al núcleo familiar sin antes pensarlo muy bien. Debemos evaluar con detenimiento qué tipo de animal puede aclimatarse mejor al hogar. Para ello, es recomendable dejarse guiar por los profesionales.

Otro aspecto que los padres deben tener claro es que acoger una mascota en casa no es sólo idea del niño. Es posible que tomemos la decisión de traer un perro, un gato, un pez o un pájaro pensando en el pequeño de la casa, pero la decisión es familiar, no únicamente suya. Por tanto, aunque podamos trasladarle ciertas responsabilidades para que vaya madurando y adquiriendo habilidades importantes para su desarrollo, tampoco pretendamos que recaiga toda la responsabilidad en el niño.

UNA CURIOSIDAD

Cada animal, por su carácter y su comportamiento, puede mostrar una serie de valores distintos. Veamos dos casos:

- El perro es un ejemplo claro de fidelidad, lealtad, aceptación y expresividad. Al ser un animal que se adapta a las normas y a la convivencia, transmite al niño esta capacidad, que puede ayudarle en su adquisición de habilidades sociales.
- El gato es un ejemplo de autonomía e independencia. Es un animal observador, precavido y celoso de su espacio. Al no responder siempre a las peticiones de juego o interacción, puede demostrarle la importancia de saber decir «no», uno de los aprendizajes más difíciles, no sólo para los niños, sino también para los adultos.

5. VENTAJAS DE TENER UNA MASCOTA EN CASA

Una mascota ayuda en la madurez del niño, le enseña el valor de adquirir un compromiso. También le inculca la importancia de la responsabilidad y la disciplina, así como la necesidad de los horarios y las rutinas. Si, por ejemplo, tiene un perro, sabrá que el animal necesita salir un determinado número de veces al día a la calle, que hay que ponerle comida a una hora en concreto o que tiene que bañarse. Si es un gato, descubrirá que hay que cambiarle la arena, y si es un pez, el agua de la pecera... De esta manera, aprenderá que los hábitos de higiene no son únicamente algo que le piden sus padres, sino una necesidad de todos, incluso de los animales.

Al hacerse cargo de la mascota, el niño estará desarrollando su sentido de responsabilidad. En este caso, es muy importante que los padres se impliquen, le expliquen al niño las necesidades que tiene el animal y de qué forma cuidarlo. Así como nuestro hijo necesita ir aprendiendo habilidades sociales para relacionarse con los demás, también tendrá que aprender qué necesidades tiene el animal.

Por otra parte, aumenta la confianza del niño en sí mismo porque se da cuenta de que sus padres le han confiado el cuidado de un ser vivo y se siente capaz de hacerlo muy bien. Eso sí, debe notar su apoyo y saber que puede contar con ellos cuando, por ejemplo, el animal esté enfermo. Debo insistir: la mascota, aunque puede ser del niño, en realidad es de toda la familia.

También fomenta la tolerancia y la empatía, porque al ver las necesidades y el afecto del animal, puede comprenderlas mejor. Es incluso una gran manera de descubrir que hay muchas formas distintas de demostrar afecto: nuestros padres nos abrazan o nos dan un beso; un perro quizá se lance sobre nosotros, y un gato restriegue el lomo contra nuestras piernas para comunicar que están contentos de que estemos con ellos.

A su vez, tener un animal en casa también beneficia a la familia, ya que fomenta la comunicación y, dependiendo del tipo de mascota, favorece las salidas al exterior. De hecho, ayuda a comprender la importancia de la planificación: si, por ejemplo, la familia tiene que irse de viaje, antes es preciso decidir qué hacer con el animal.

Otros beneficios de contar con una mascota hacen referencia a la salud física del niño. En el caso de tener un perro, las salidas del niño a la calle a pasearlo serán más frecuentes, con lo que esto implica: mayor actividad física e interacción con otros niños que tengan perro. Además, el hecho de poder jugar con el animal, en casa o en la calle, también facilita que aumenten sus habilidades motoras, que descubra otros tipos de juego y actividades, así como los beneficios de compartir.

LOS BENEFICIOS DE LAS RELACIONES SOCIALES

Las relaciones sociales, tener amigos, gozar de una buena sintonía con los hermanos, con la familia o los compañeros (de colegio o de trabajo, dependiendo de la edad), son beneficiosas en muchos sentidos. Además de permitirnos compartir actividades y eventos especiales de la vida, de hacernos felices y conscientes de que formamos parte de un grupo y, en definitiva, de fortalecer nuestra salud emocional, mantener una relación fluida con el entorno es saludable para nuestra salud en general, tanto mental como corporal.

Estudios diversos han demostrado que las personas activas socialmente y con una vida intelectual y emocional fluida tienden en menor medida a desarrollar enfermedades neurodegenerativas.

SEGUNDA PARTE

ANTES DE IR A DORMIR

16

LA IMPORTANCIA DE LA CENA

La cena es una comida fundamental y puede marcar la diferencia entre un buen descanso nocturno o una noche con muchos problemas para conciliar el sueño. Como es lógico, la cena de los bebés consistirá en la lactancia materna o artificial. Pero en el caso de los niños que ya comen de todo o casi todo, hay que cuidar muy bien en qué consiste su alimentación por la noche. Algunos alimentos facilitan el descanso y otros lo boicotean. Debemos tener en cuenta, además, que no conviene que la cena sea especialmente copiosa. Por eso es importante que los niños desayunen adecuadamente, como ya he explicado antes. La cena debería representar aproximadamente el 20-25 % de las calorías que ingiere un niño a lo largo del día. También es fundamental cómo se preparan los alimentos. Por ejemplo, el pollo contiene triptófano, un aminoácido que facilita conciliar el sueño; sin embargo, es mejor cocinarlo a la plancha, que rebozado con ajo y perejil y frito en un mar de aceite, porque al niño le costará menos digerirlo de la primera manera. Por tanto, hay que optar por guisos sencillos. Asimismo, es muy importante que los niños no cenen muy tarde, y que pase un tiempo prudencial entre la cena y la hora de irse a la cama para que no tengan el estómago muy lleno.

La mejor estrategia para conseguir que los niños disfruten de la cena, y de las comidas en general, es convertirlo en un momento agradable en el que estar pendientes de ellos, y no de la televisión. Por este motivo, el contexto ideal para una cena es con la tele apagada y todos los miembros de la familia sentados a la mesa y charlando relajadamente: una excelente manera de fortalecer los lazos familiares, de centrarse en la comida y de disfrutarla. Es básico que comprendan que el acto de comer es bonito, un buen momento para comunicarse, un espacio en el que disfrutar y compartir, y eso, en gran parte, dependerá de nosotros. No podemos convertir el momento de las comidas en una escena cargante en la que les repetimos, una y otra vez, «come y calla». Hay que disfrutar de la comida, no convertir esa rutina en una lucha y un suplicio.

Del mismo modo, es recomendable que los niños cenen bien siempre, no cualquier cosa. Si cenan poco o mal, quizá se despierten por la noche con hambre. En cambio, si estáis en proceso de enseñar a vuestro hijo el hábito de cenar bien porque le da por jugar con la comida o es muy caprichoso y se niega a sentarse a la mesa, no le pasará nada porque se vaya un par de días a la cama sin cenar. Ya veréis como al tercero cenará como corresponde, pues habrá aprendido que, en caso contrario, se irá a la cama sin probar bocado.

1. ¿CÓMO CONSEGUIR UNA CENA QUE AYUDE A RELAJARSE?

Veamos qué alimentos son aconsejables para que la cena sea lo más relajante posible y facilite el tránsito al sueño:

- **Alimentos ricos en triptófano:** Las abuelas siempre han recomendado un vaso de leche caliente para relajarse y conciliar el sueño. Y tienen razón, porque la leche contiene triptófano, un aminoácido precursor de la serotonina, neurotransmisor que se encarga de reducir los niveles de estrés en el cuerpo. Además, si añadís un poquito de miel, la absorción del triptófano es mejor. Otros alimentos que contienen triptófano son las carnes y los pescados. El contenido de este aminoácido es especialmente significativo en las carnes magras, como el pollo o el pavo; en cuanto a los pescados, el salmón, el atún y los mariscos son los que más cantidad de triptófano aportan.
- **Alimentos ricos en calcio:** Ayudan a conciliar el sueño, sobre todo en los niños que presentan un déficit de este mineral. Algunos son: leche, yogures, espinacas, cebolla, berros, grelos, avellanas, huevos, anchoas, sardinas, lenguado y salmón.
- **Alimentos ricos en magnesio:** Muy adecuado para relajarse, el magnesio está presente en los frutos secos y los productos integrales.
- **Alimentos ricos en vitamina B_1** (piñones, pistachos, nueces de Macadamia, avellanas, pescado, carne magra de cerdo, jamón serrano, chuletas de cerdo).
- **Alimentos ricos en vitamina B_6** (sardinas, salmón, nueces, lenguado, garbanzos, plátano, pollo, atún, besugo, trucha).
- **Hidratos de carbono complejos:** Mantienen los niveles de glucosa constantes a lo largo de toda la noche. De este modo, el niño no se despierta con sensación de hambre. Este grupo está formado por: patatas, pasta, arroz, espinacas, alcachofas, acelgas, zanahorias, remolacha...

2. ¿QUÉ EVITAR EN LA CENA DE UN NIÑO?

- **Alimentos flatulentos:** Hay alimentos que contienen ingredientes relajantes pero que presentan una desventaja: generan gases, y los gases pueden ser muy incómodos e impedir un descanso adecuado. Destacan: col, coliflor, brócoli, coles de Bruselas, rábanos, cebolla cruda, puerros y ajos.
- **Alimentos diuréticos:** Pueden causar que el niño se despierte con ganas de orinar. Son el apio, el calabacín y las acelgas.
- **Alimentos excitantes,** como el chocolate o los refrescos de cola.
- **Alimentos que aumentan la temperatura corporal** (las especias).
- **Alimentos con un elevado contenido de hidratos de carbono simples:** Es el caso del azúcar o la bollería industrial. Aumentan bruscamente los niveles de azúcar en la sangre y, en consecuencia, el organismo libera insulina para metabolizar todo ese azúcar; a continuación, el nivel de azúcar baja rápidamente y el niño puede tener sensación de hambre.

Para ayudar a nuestros hijos a que aprendan a comer variado, lo primero es comprender que su paladar no se va a acostumbrar a las novedades desde el primer día; hay que educarlo. Una buena estrategia que podéis seguir es darles a probar, progresivamente, poquitas cantidades de los nuevos alimentos y siempre alternarlos con platos que sepamos que les gustan, para que la hora de la comida no se convierta en una lucha o una tortura. Debemos cambiar el «tienes que comer esto porque lo digo yo» por el «¡esto está muy bueno!, ¡qué suerte que puedas probarlo!», y aprender que a veces es necesario incentivar al niño y decirle que si se come lo que tiene en el plato, luego le leeremos un cuento o podrá tomarse su postre preferido.

Sin embargo, también debemos ser conscientes de que, durante el proceso de aprendizaje y educación de su paladar, nuestro hijo probablemente demuestre un rechazo absoluto por un alimento. Descartada una alergia o una intolerancia, lo que tampoco haremos será torturarle y obligarle a comer espinacas todos los días hasta que le gusten, porque lo único que conseguiremos será que las aborrezca. Lo que sí debemos enseñarle a nuestro hijo es que, a pesar de no gustarle un alimento, vivirá situaciones en las que no tendrá más remedio que comérselo, como por ejemplo cuando un amigo suyo le invite a casa. Para que no sienta que es otra obligación que le imponemos, puede servir de ayuda explicarle que eso es algo que les pasa a muchos adultos, y que es preciso aprender que en ocasiones no nos queda más remedio que hacer un esfuerzo aunque no nos guste.

17

LA HIGIENE: UN HÁBITO IMPORTANTE

El aseo personal es un aspecto fundamental de la educación de los hijos. Por un lado, se trata de un hábito, y ya sabemos que los niños necesitan hábitos para sentirse tranquilos; por otro, la limpieza es muy importante, porque de este modo se evitan posibles infecciones o enfermedades.

A partir de los 2 años es especialmente necesario inculcar estas costumbres de higiene. La del aseo ya no cumple la misma misión de antes, como, por ejemplo, cuando el niño era un bebé y el baño era sinónimo de relajación y ternura, e indicaba que se acercaba la hora de ir a dormir.

Veamos cuáles son los diferentes hábitos de higiene que deben ir incorporando los niños. Por cierto, no hace falta decir que hay que predicar con el ejemplo. Si le decís a vuestro hijo que hay que lavarse las manos antes de sentarse a comer, pero vosotros no lo hacéis, perdéis toda la autoridad para pedirle a él que lo haga. Explicadle, además, que los hábitos de aseo personal no son un castigo, que la higiene es imprescindible para ayudarnos a evitar problemas de salud y nos permite estar más presentables ante los demás. Podéis preguntarle si lo que quiere es ir al colegio oliendo mal y con las uñas llenas de mugre; seguro que os dirá que no. Entonces respondedle que, en ese caso, tiene que ser cuidadoso con su aseo personal.

- **Lavarse las manos:** A partir de los 3 años hay que empezar a recordarles a los niños que deben lavarse las manos antes de comer y después de hacer pipi o caca. Seguramente, no se acordarán por sí solos. Por eso hay que recordárselo en cada una de estas ocasiones. Habrá que tener paciencia y ayudarlos a lavarse las manos: «Mira, primero un poco de agua; ahora te pongo un poco de jabón; ahora te aclaro con agua»... Unas veces al niño le hará gracia y otras protestará porque querrá salir corriendo a jugar. Pero tendrá que lavárselas cuando corresponda. De este modo, poco a poco irá adquiriendo el hábito.
- **Lavarse los dientes:** La Asociación Dental Americana recomienda que los niños empiecen a lavarse los dientes un par de veces al día cuando ya asomen las primeras piezas (hay cepillos de dientes para niños pequeños, de 2 o 3 años). Lo importante es emplear muy poca pasta dentífrica, porque les puede costar escupir mucha cantidad. A los 2 años habrá que ayudarlos a cepillarse. Más o menos hacia los 3 años, vuestro hijo podrá cepillarse solo, siempre con un adulto cerca. Una forma de que vea que es una actividad divertida, y de que aprenda, es que os cepilléis los dientes con él. Enseñadle que tiene que estar un buen rato (un par de minutos), que no vale con 10 segundos y a correr; asimismo, que el cepillo tiene que desplazarlo de arriba abajo y que no puede olvidar cepillarse la lengua. Además, es importante contarle por qué es necesario lavarse los dientes; no debemos espantarle dicién-

dole que se le pueden caer, pero sí explicarle en qué consiste la caries.

- **Limpiarse al ir al baño:** Éste suele ser uno de los hábitos que más les cuesta aprender a los niños, porque exige bastante coordinación. Durante unos años será necesario que un adulto lo haga por ellos y que los ayude o supervise cuando empiecen a hacerlo por sí mismos. Hay que ser pacientes, y no saltarse la limpieza ni una sola vez. Tienen que aprender que, después de ir al baño, siempre deben limpiarse.
- **Bañarse:** Hay críos a los que les da mucha pereza bañarse o ducharse, pero deben hacerlo cada día. Y en el caso de un niño algo mayor, inculcar este hábito puede representar una pelea muy estresante para los padres. Para que no le cojan manía al baño, es importante que el agua esté a la temperatura que le guste y que el champú no les entre en los ojos y les genere irritación. El baño es un buen momento para jugar con un patito o escuchar música. Pero, recordad: se trata de que salga bien limpio. Hay que lavar bien pies, manos, genitales, culito, pelo... No vale con un poco de agua y jabón por encima y ya está, para que el niño no llore. Si inculcáis a vuestro hijo el hábito del baño para que sienta que luego está más a gusto, evitaréis tener un adolescente que sólo se duche los sábados por la tarde.
- **Las uñas:** Es otro de los motivos de pelea más típicos entre padres e hijos. Cortar las uñas a veces puede ser muy complicado, porque muchos niños no entienden por qué tienen que pasar por ese mal rato. Hay que revisar el estado de sus uñas con periodicidad, cortarlas y limpiarlas. Explicadle que no es higiénico ir con las uñas sucias, y que puede ser peligroso, tanto para él mismo como para otros, que estén muy largas.

- **Oídos y nariz:** También hay que limpiarlos de vez en cuando (por ejemplo, cada diez días), con los bastoncillos especialmente diseñados para los oídos y con pañuelos en el caso de la nariz (también pueden emplearse pequeñas bombas de succión que son especialmente útiles cuando están congestionados).

18

¿QUÉ PUEDEN HACER ANTES DE ACOSTARSE?

Como ya he explicado, todo lo que el niño vive durante el día va a repercutir en el momento que quiera conciliar el sueño. A menudo, las actividades que se hacen en familia, tanto antes como después de cenar, implican ver la televisión. No tengo nada en contra de la televisión; puede ser interesante ver dibujos animados todos juntos de vez en cuando, o una película dirigida al público infantil. Sin embargo, no es aconsejable que los niños vean el telediario u otro tipo de programas con contenidos violentos, ya que no están preparados para entenderlos y, en lugar de relajarse, se estresarán, lo cual será contraproducente a la hora de irse a dormir.

Los momentos de calidad junto a los padres son fundamentales a cualquier hora del día. Es cierto que normalmente entre semana los padres están ocupados, llegan tarde a casa y no tienen tiempo para jugar con sus hijos o leer un rato. Pero no es menos cierto que disponen del fin de semana para poder compartir ese tiempo con sus hijos, jugar, divertirse, aprender... y lo más importante: existe una franja horaria de unos 20 o 30 minutos que es imprescindible para el niño, y son los minutos previos a irse a la cama. Dependiendo de cómo se gestione ese tiempo, el niño dormirá mejor o peor.

Hay numerosas actividades indicadas para después de la cena, que en 20 o 30 minutos permiten que los niños se relajen y, no menos importante, que se refuercen los vínculos entre padres e hijos. Se trata de que el pequeño no esté solo, jugando, viendo la televisión o delante del ordenador, sino compartiendo ese tiempo con su papá y su mamá. Esos minutos tienen que ser especiales y el niño debe sentir que sus padres están únicamente por él. Como es lógico, hay pequeñas diferencias con respecto a la edad de los niños y a las actividades que se pueden realizar con ellos, pero lo fundamental es compartir, comunicarse y demostrarles que estamos ahí. Saber que disponen de ese momento exclusivo hace que se sientan contentos y tranquilos. De este modo, finalizado ese período, estarán más dispuestos a retirarse a su cuarto para meterse en la cama. Porque lo importante no es tanto el juego o la actividad en sí, sino que el niño sepa que ese momento ha sido creado específicamente para él.

También es interesante que el niño pueda controlar esos minutos que se le dedican. Es decir, se trata de que sea consciente de cuándo se acaban para que, de esta manera, lo acepte sin rechistar y al mismo tiempo se sienta totalmente involucrado en la actividad. Una buena idea consiste en usar un reloj en el que se puedan mover las agujas e indicarle al niño que, cuando éstas lleguen a la hora señalada, se habrá agotado el tiempo y tendrá que dar las buenas noches.

Las actividades y propuestas indicadas en páginas anteriores pueden aplicarse también a esta franja horaria, para crear una rutina específica en el niño antes de acostarse, que le permita relajarse, distraerse y disfrutar de un momento en familia.

19

EJERCICIOS DE RELAJACIÓN PARA ANTES DE IR A DORMIR

Las investigaciones científicas en el campo de la psicología y la medicina demuestran que relajando los músculos podemos relajarnos también psicológicamente. Mente y cuerpo están intrínsecamente conectados. Por eso mismo, podemos sentir la tensión que nos atenaza cuando tenemos una discusión, o la calma que recorre nuestro cuerpo al recibir un masaje.

La relajación proporciona numerosos beneficios, ya que regula adecuadamente el ritmo cardíaco, la respiración y el metabolismo, y además mejora el riego sanguíneo. También permite que nos liberemos de las tensiones musculares y psicológicas. Es una excelente forma de hacer la transición entre la vigilia y el sueño.

Tanto los adultos como los niños vivimos algo aceleradamente, así que necesitamos frenar un poco antes de irnos a la cama, relajarnos. De hecho, cuanto más se practique la relajación, más entrenado estará el organismo del niño para liberarse del estrés. Además, los beneficios no se disfrutan sólo cuando ha terminado la relajación, sino durante todo el día, porque, aunque es cierto que este tipo de ejercicios tienen un efecto positivo inmediato, la gran ventaja radica en que, si tu hijo lo implementa con frecuencia, estará entrenando su organismo para relajarse en otros momentos del día.

En este sentido, la respiración también desempeña un papel muy importante. Una respiración profunda y a un ritmo pausado ayuda a que los pequeños se relajen. Sin embargo, no resulta sencillo convencer a un niño de 3 años de que tiene que inspirar y espirar profundamente y abriendo bien el pecho. Por este motivo, una táctica muy útil es que los padres practiquéis con vuestros hijos diferentes juegos de relajación; es decir, técnicas de relajación *camufladas* como si fueran juegos. Ellos se divierten y, a la vez, aprenden a relajarse.

1. UNOS CONSEJOS PREVIOS

- Como ya he señalado en varias ocasiones, los niños aprenden con el ejemplo. Así pues, si lo deseáis, hay algunos ejercicios que podéis realizar conjuntamente y, de paso, también os relajaréis vosotros.
- Cuando instruyáis a vuestro hijo, hacedlo con voz relajada y serena; el tono y el volumen son fundamentales, porque de nada sirve practicar un ejercicio de relajación si transmitís crispación. Por tanto, vosotros también tenéis que estar relajados.
- A algunos niños les entra la risa durante estos ejercicios; el motivo es que se relajan mucho, sueltan la tensión y bajan las defensas. Dejad que vuestro hijo se ría, porque la risa tiene un importante efecto relajante. No obstante, una cosa es que le entre la risa y otra bien distinta es que empiece a hacer cachondeo. En este caso, tenéis que recordarle que se concentre en el ejercicio y que intente relajarse.

- Hay que tomarse el tiempo necesario para llevar a cabo esta actividad. No se trata de estar 2 horas con los ejercicios, pero tampoco tiene sentido que los ejecutéis a toda prisa.
- Si veis que vuestro hijo se niega a realizar alguno de los ejercicios porque no le gusta o porque no le relaja, no le forcéis. Si lo hacéis, no conseguiréis que se relaje.
- Podéis realizar varios ejercicios durante la misma sesión.
- Suele ocurrir que, al empezar la actividad, el cuerpo y la mente se rebelan; sobre todo en el caso de los niños que son muy nerviosos, muy tensos, y que no están acostumbrados a relajarse. Para el cuerpo y la mente se trata de sensaciones nuevas que no controla. Así, no es de extrañar que a vuestro hijo le vengan muchos pensamientos e imágenes a la cabeza o que efectúe movimientos raros, como si fueran espasmos. No os preocupéis, es normal. Si su mente y su cuerpo suelen estar en tensión, reaccionarán de forma extraña cuando empiecen a relajarse. Con la práctica ya no será así.

2. ALGUNOS EJERCICIOS DE RESPIRACIÓN Y RELAJACIÓN

Las técnicas y los juegos de relajación que expongo a continuación trabajan con el cuerpo para lograr un estado de relajación general que predispone a los niños para que duerman mucho mejor por la noche.

A partir de los 3 años

La sopa caliente

Es un ejercicio que utiliza la respiración para favorecer el estado de relajación. Consiste en que el niño juegue a simular que está comiendo una sopa que está muy caliente. Para empezar, el pequeño debe estar sentado a la mesa. Entonces le decís que imagine que tiene delante un plato de sopa muy caliente y una cuchara, y que debe comérsela; pero, claro, él ya sabe que, si la sopa está muy caliente, no le quedará más remedio que soplar antes de tomar cada cucharada; explicadle que debe hacerlo con suavidad para que se enfríe. Decidle que cuando coja aire tiene que notar que su pecho se infla y los hombros suben, y que sople poco a poco, sintiendo cómo sale el aire. Vosotros mismos podéis realizar esta acción varias veces para que él vea cómo hay que hacerlo correctamente. Es indispensable que expulse el aire con suavidad. Cuando vuestro hijo haya hecho este ejercicio unas cuantas veces, podéis decirle: «Perfecto, la sopa ya está en su punto. Tómatela de un trago y a la cama a descansar».

La tarta de cumpleaños

Es una variante del ejercicio anterior, por si vuestro hijo os comenta que ya está aburrido de tomar tanta sopa caliente. También incide en la relajación mediante la respiración. Debéis decirle que se imagine que delante tiene una tarta de cumpleaños con todas las velas encendidas y que vais a cantar (con suavidad, en voz baja) la canción de *Cumpleaños feliz*. Cuando acabéis de cantar, él tendrá que aspirar profundamente y soplar las velas pero soltando el aire poco a poco. «Cumpleaños feliz, cumpleaños feliz, te deseamos todos, cumpleaños feliz. Ahora, sopla.» Y lo repetís varias veces (utilizad esta versión corta de la canción).

Haciendo burbujitas (mejor a partir de los 4 años)

En este otro juego basado en la respiración, tenéis que utilizar uno de esos botes que permiten hacer burbujitas soplando. Le decís a vuestro hijo que respire profundamente poco a poco, y que luego sople de la misma manera para hacer burbujitas. Este ejercicio le encantará y le ayudará a relajar su respiración. Decidle que tiene que llenar la barriguita de aire, no el pecho. A veces, los niños se emocionan y soplan con mucha fuerza, por eso debéis ayudarle a que se controle y sople con suavidad.

La tortuga

Le decís al niño que se imagine que es una tortuga, y entonces debe tumbarse boca abajo, con los brazos y las piernas estirados; a continuación, tiene que respirar suavemente durante todo el ejercicio (como las tortugas). Luego le indicáis que se encoja poco a poco, como si se metiera en un caparazón, hasta que los brazos y las piernas queden ocultos. Para acabar el ejercicio, debe recobrar su postura normal también muy lentamente.

A partir de los 5 años

La marioneta

Con este ejercicio el niño relaja todos los músculos de la parte posterior del cuerpo, en especial la nuca, los hombros y la parte superior de la espalda, donde se acumula la mayor parte de la tensión muscular. Es una actividad muy adecuada si ha estado mucho rato viendo la televisión, haciendo los deberes o jugando con la videoconsola; es decir, sentado y acumulando tensión. Hay que explicarle que a continuación va a jugar a ser una marioneta y le enseñaréis cómo es una (de las que se mueven con hilos). Si tenéis una marioneta real es mejor que mostrársela por internet. Podéis hacer los mismos ejercicios que él. Si os imita, le resultará más sencillo realizarlos correctamente. Os colocáis de pie, con los brazos levantados y las manos juntas; luego respiráis profundamente y, al mismo tiempo, lleváis los brazos hacia atrás, como si quisierais juntar las manos por detrás de la espalda; después levantáis las manos como si quisierais tocaros la cabeza, y entonces vais bajando la cabeza y el tronco, pero intentando mantener los brazos en alto. Una vez hayáis bajado, relajáis todo el cuerpo y dejáis caer los brazos poco a poco. Seguidamente, os sentáis en el suelo y dejáis caer los brazos sobre el suelo, y a continuación os incorporáis de forma pausada, aflojando la tensión de los brazos y las piernas mediante una sacudida, como una marioneta.

El cielo y la tierra

Este juego les encanta a la mayoría. El niño se relaja al ir alternando el estiramiento y la distensión de diversas partes del cuerpo. El ejercicio consiste en que se estire hacia arriba (hacia el cielo) y se deje caer hacia abajo (hacia la tierra). Se estira alzando los brazos hacia el cielo y extendiendo su cuerpo, y luego se deja caer doblando las rodillas y dejando los brazos relajados sobre el suelo. Vosotros tenéis que enumerar elementos que estén en el cielo (las nubes, el sol) o en la tierra (flores, conejos) para que el niño sepa cuándo tiene que estirarse hacia el cielo o dejarse caer hacia la tierra. Por ejemplo, decís «pájaro», y el niño tiene que estirarse hacia arriba, poniéndose de puntillas incluso y estirando los brazos todo lo que pueda como si quisiera alcanzar un pájaro; luego decís «flores», y el niño debe arrodillarse, dejando caer los brazos relajadamente. Podéis hacer lo mismo vosotros para que el niño os imite.

El péndulo

El juego consiste en imitar el movimiento de un péndulo mientras el niño escucha el tictac de un reloj. Para este ejercicio, es necesario que utilicéis un reloj que emita el tictac, o podéis descargaros el sonido de internet. Explicadle a vuestro hijo que va a escuchar el tictac de un reloj y que debe imaginarse que es el péndulo y balancearse lentamente, al ritmo que marque (mostradle cómo hacerlo). Es preciso que el niño esté de pie, con las piernas ligeramente abiertas. Deberá dejar caer el tronco hacia delante, y también la cabeza; después los brazos, que tienen que estar muy relajados. Cuando vosotros le indiquéis, comenzará a balancearse siguiendo el ritmo del tictac, poco a poco, de derecha a izquierda. Cada medio minuto, tiene que incorporarse, porque no es aconsejable que esté en la postura de balanceo demasiado tiempo.

La fuerza de la gravedad

Se trata de un juego de relajación muy sencillo. El niño está tumbado en la cama y debéis decirle que las diferentes partes de su cuerpo pesan mucho. Por ejemplo: «Siente tu pierna izquierda. Pesa mucho. Sientes que pesa mucho. Es una sensación muy relajante, muy agradable», y así con varias partes de su cuerpo cada noche, hasta que comprobéis que está bien relajado.

Somos un globo

El niño tiene que imaginarse que es un globo y el ejercicio consiste en inflarse (respirando profundamente y con suavidad) y desinflarse (espirando de forma pausada). Debéis decirle al niño que se concentre en la agradable sensación que supone sentir cómo entra y sale el aire poco a poco de su pecho.

El robot de trapo

El niño tiene que imaginarse que es un robot, imitando los movimientos propios del autómata, tensos y rígidos, y a continuación le decís que se está convirtiendo poco a poco en un muñeco de trapo. El objetivo es que sienta sus músculos como si fueran de trapo; es decir, totalmente relajados.

A partir de los 6 o 7 años

La mecedora

La finalidad de este ejercicio es que el niño alcance un estado de relajación a partir de los movimientos de balanceo. Para llevarlo a cabo, hace falta que el niño se siente en el suelo sobre una alfombra o una esterilla de las que se emplean para hacer deporte. Al sentarse, le pedís que doble las piernas y que se mueva como si estuviera en una mecedora, esto es, que se balancee hacia delante y hacia atrás; pero tiene que hacerlo suavemente, nada de movimientos bruscos, porque se trata de relajarse. Podéis darle instrucciones, siempre con voz muy suave y transmitiendo serenidad: «Hazlo más suavemente», «Cierra los ojos si quieres», «Piensa que estás sentado en una mecedora y que estás muy relajado»... Notaréis que llega un momento en que el niño casi se balancea inconscientemente, sin pensar en ello. Dejadle que se meza un poco más, porque será entonces cuando esté muy relajado. Para sacarle de ese trance, decidle: «Cuando quieras, dejarás de mecerte porque estás muy relajado y quieres irte a la cama a dormir. Cuando dejes de mecerte, enviaré una mariposa para que se pose sobre tu hombro. Esa mariposa es mi mano. Cuando sientas la mariposa, dejarás de balancearte y te acompañaré a la cama para que duermas relajadamente». Una variante de la mecedora es la cuna: en lugar de estar sentado, el niño se tumba boca arriba, se sujeta las piernas y se balancea igual que una cuna.

Relajación progresiva

Esta técnica consiste en aprender a tensar y luego a relajar los distintos grupos musculares del cuerpo. De este modo, los niños aprenden a identificar las diferentes sensaciones cuando el músculo está tenso y cuando está relajado. El niño puede estar en la cama o en un sillón, cualquier lugar que le resulte muy cómodo. Si elige la cama, es aconsejable que esté algo incorporado con la ayuda de unos cojines. Primero, tenéis que crear una atmósfera tranquila mediante frases del tipo: «Estás muy relajado...», «Vas a estar más relajado», «Vamos a estar tranquilos todos juntos...», y seguidamente pasaréis a darle las instrucciones concretas. Se trata de ir tensando y destensando diferentes partes musculares del cuerpo. «Concéntrate en tu mano derecha. Cierra el puño hasta que cuente hasta cinco y fíjate en lo que sientes en tu mano: uno, dos, tres, cuatro y cinco. Ahora relájala. Déjala caer. Disfruta de la sensación de relajación. Fíjate en la diferencia con la sensación que tenías cuando apretabas el puño.» La idea es empezar a relajar progresivamente las manos y luego los brazos, los pies, los músculos del cuello, los hombros, la espalda, la frente, los ojos, la nariz, la boca y la mandíbula. No obstante, como sería muy pesado trabajar todos los músculos una misma noche, podéis optar por diferentes músculos en cada sesión. Las instrucciones siempre son las mismas y tienen como objetivo que el niño note la diferencia, dentro de cada grupo muscular, entre tensión y distensión. Cuando vuestro hijo esté familiarizado con estas sensaciones, no hará falta que tenséis primero los músculos para que disfrute de la sensación de relajación; podréis empezar directamente con ésta.

Relajación autógena

Es una adaptación para los más pequeños de la técnica de relajación autógena ideada a principios del siglo XX por el neurólogo berlinés Johannes Heinrich Schultz. Con esta técnica intentaréis inducir un estado de relajación en vuestro hijo mediante determinadas frases. El niño debe estar tumbado en la cama o sentado en un sillón cómodo. Primero, tenéis que decir frases que le ayuden a tomar conciencia de su cuerpo: «Siente cómo tu cuerpo pesa en la cama. Siente el peso de tus brazos y tus piernas sobre la cama. Te pesa todo el cuerpo. Es una sensación muy relajante. Es una sensación que te gusta mucho». Se trata de ir repitiendo frases como éstas, pero hay que dejar unos 15 segundos entre cada frase para que el niño se pueda concentrar en sus sensaciones. Luego trabajaréis la respiración: «Respira profundamente. Siente cómo entra el aire y tu pecho se hace más grande. Siente cómo sale el aire y tu pecho se relaja». Es necesario que el niño respire de forma pausada y profunda. Seguramente, tendréis que recordarle esta pauta varias veces. A continuación, hay que centrarse en la sensación de relajación en diferentes partes del cuerpo: «Sientes cómo pesan tus manos. Sientes un agradable calor en ellas, como si estuvieras en la playa y te diera el sol en ellas. Es un calor muy agradable y relajante». Vosotros sois quienes mejor conocéis a vuestro hijo; por tanto, debéis buscar las frases que mejor le ayuden a relajar las diferentes partes de su cuerpo. Es más fácil que el niño sienta la relajación en las extremidades, así que podéis empezar por los brazos y las piernas y luego seguir por otras partes del cuerpo. De vez en cuando no está de más intercalar instrucciones sobre la respiración, porque es importante que ésta sea pausada.

A partir de los 8 años

Técnicas de visualización

Consisten en ayudar a vuestro hijo a relajarse pidiéndole que visualice situaciones que para él son muy relajantes. Es el niño quien debe decidir qué situaciones quiere imaginar; el único requisito es que éstas le transmitan una agradable sensación de paz y serenidad, la misma que siente en la playa bañándose en el mar, caminando por la montaña, paseando por la calle de la mano de sus padres...

El hielo se derrite

Este juego consiste en que el niño se imagine que es un cubito de hielo que se derrite porque le está dando el sol, y cada vez está más y más relajado. Se trata de una técnica que trabaja la imaginación para conseguir un efecto relajante. Podéis mostrarle cómo se derrite un cubito de hielo antes de realizar este ejercicio.

20

EL MASAJE: OTRA MANERA DE RELAJARSE

Los masajes son un excelente método para ayudar a vuestro hijo a que se relaje y para que reforcéis vuestro vínculo. El contacto físico y las sensaciones tan agradables que despertarán en él constituyen una inmejorable forma de comunicación no verbal. Además, no sólo proporciona beneficios al más pequeño; también a vosotros, porque ¿qué puede haber más placentero que sentir que estáis contribuyendo a que vuestro hijo se sienta mucho mejor? Darle masajes es un modo eficaz de transmitirle afecto y ternura. Asimismo, al hacerlo con regularidad le conoceréis mejor. Tened en cuenta que, durante el masaje, es necesario que estéis atentos a sus reacciones, a cómo se siente, a qué es lo que le gusta y lo que no le gusta.

Sin embargo, los masajes tienen otras muchas ventajas adicionales, ya que fortalecen el sistema inmunológico, ayudan a eliminar toxinas porque elevan la temperatura corporal del niño, mejoran la circulación de la sangre, hacen que remitan las molestas contracturas y, claro, facilitan el descanso y el sueño.

Es fundamental preparar un ambiente adecuado para realizar estos ejercicios, con una temperatura agradable. Los masajes no pueden hacerse con el televisor encendido o en una zona de la casa con mucho jaleo. Asimismo, es aconsejable que la luz sea tenue y que no haya demasiados estímulos visuales que distraigan al niño. Los aceites para dar masajes son muy útiles para conseguir que éstos sean lo más suaves posible. Una buena opción son los aceites vegetales, como el de almendras o el de sésamo, sin perfumes ni esencias.

Hay que distinguir los masajes que se les da a los bebés de los masajes que se les da a los niños.

1. MASAJES PARA BEBÉS

En primer lugar, tened en cuenta que es mejor no dar un masaje justo antes o justo después de una comida. A los bebés se les puede dar varios masajes a lo largo del día, pero, como decía, siempre separados de las comidas. Un momento muy adecuado es justo después del baño, cuando están relajados. Recordad que la presión en los masajes para bebés tiene que ser muy suave, poco más que una caricia, y que no deben aplicarse en el cráneo. Asimismo, a esta edad los niños son muy sensibles a los cambios de temperatura, por lo que vuestras manos no pueden estar frías; para aseguraros, os las podéis frotar antes de empezar el masaje.

A continuación, os explico varios masajes en función de la parte del cuerpo de vuestro bebé:

- **Masaje en las piernas:** Las piernas son una de las partes del cuerpo de los bebés más fáciles para masajear; por tanto, si no contáis con mucha experiencia, podéis empezar por ahí. Otra ventaja es que son una de las partes menos sensibles, por lo que corréis menos riesgo de que a vuestro bebé le moleste el masaje.
  - Coged el muslo y pasad una mano hacia abajo y luego hacia

arriba apretando suavemente. Hacedlo varias veces y, después, cambiad a la otra pierna.
  - Otra opción es hacer lo mismo pero realizando suaves movimientos de torsión.

- **Masajes en los pies:**
  - Con la punta de un dedo, acariciad suavemente la parte de arriba de cada pie.
  - Dibujad círculos con la punta de un dedo en cada planta del pie.
  - Estirad muy suavemente cada uno de sus deditos.
  - Coged uno de los pies, cubriéndolo con toda la mano, para que sienta el calor que le transmitís. Permaneced de esta forma 10 segundos con cada pie.
- **Masajes en los brazos:**
  - Coged uno de sus brazos a la altura de la axila y rodeadlo con vuestra mano. El sentido del masaje es siempre descendente.
  - Otra opción es hacer lo mismo pero realizando suaves movimientos de torsión.
  - Rodead el brazo del bebé a la altura de la axila e id bajando como si estuvierais enroscando algo, muy suavemente de un lado a otro.
- **Masajes en las manos:**
  - Dibujad circulitos con la punta de un dedo en la palma de la mano del bebé.
  - Estirad con mucha suavidad cada uno de los dedos de sus manos.
- **Masajes en el pecho:**
  - Poned las manos (siempre juntas) sobre el pecho del bebé.

El masaje consiste en acariciar su pecho deslizando las manos hacia fuera.
  - Colocad una mano en sentido horizontal en la parte superior del pecho. Debéis acariciarlo siempre en sentido descendente.
- **Masajes en la espalda:**
  - El bebé tiene que estar boca abajo. Dibujaréis pequeños círculos con las puntas de los dedos, menos en la zona de la columna vertebral.
- **Masajes en la cara:** Los masajes en esta zona tienen que ser especialmente suaves.
  - Masajead la frente de vuestro bebé con las puntas de los dedos, trazando pequeños círculos.
  - Masajead sus mejillas describiendo circulitos con las puntas de los dedos.
- **Un buen masaje para acabar:** Con el bebé boca abajo, masajeáis desde la zona de los hombros hasta los pies, siempre en sentido descendente.

OTROS MASAJES PARA BEBÉS

- **Masaje para cólicos:** Los masajes ayudan a que los cólicos sean más llevaderos, aunque no los curen, porque facilitan que el bebé pueda expulsar los gases y las heces. Se trata de hacer movimientos rotatorios sobre el abdomen, en el sentido de las agujas del reloj, con la palma de la mano abierta. Tumbad al bebé en una superficie de apoyo que os resulte cómoda y, con la ayuda de vuestras manos, flexionad sus piernas hacia la parte interior.

- **Masaje para un bebé que está agitado:** Sujetadle en brazos y sentadlo delante de vosotros (si es que ya tiene edad para estar un ratito sentado), de forma que su espalda quede apoyada en vuestra barriga, y masajead su barriguita con la palma de la mano.

2. MASAJES PARA NIÑOS

Hoy en día está muy de moda realizar masajes a los bebés, pero también los niños de otras edades se benefician de esta práctica. Y a la mayoría de ellos les encantan. Puede que os cueste un poco más que vuestro hijo ya crecidito se esté quieto, pero le podéis plantear el masaje como si fuera un juego. A la que reciba uno o dos masajes, y vea lo bien que le sientan, seguro que repetirá encantado.

- **Masajes en las piernas:**
  - Enroscáis las dos manos en una de las piernas del niño y bajáis apretando suavemente con los pulgares. El sentido del masaje es siempre descendente.
- **Masajes en los pies:**
  - Apoyáis los pies del niño en vuestros muslos y masajeáis con los pulgares de arriba abajo por toda la planta del pie.
- **Masajes en los brazos:**
  - Enroscáis las dos manos en uno de los brazos del niño y bajáis apretando suavemente con los pulgares. El sentido del masaje es siempre descendente.

- **Masajes en las manos:**
  - Apretáis suavemente con los pulgares la palma de la mano y la masajeáis toda.
  - Estiráis con suavidad cada uno de sus dedos.
- **Masajes en el pecho:**
  - Posad las manos juntas sobre el pecho del niño. El masaje consiste en acariciarle el pecho deslizando las manos hacia fuera.
  - Colocad una mano en sentido horizontal en la parte superior del pecho y acariciadlo siempre en sentido descendente.
- **Masajes en la espalda:**
  - Amasáis su espalda con suavidad, evitando la zona de la columna vertebral.
  - Masajeáis suavemente con los nudillos toda la espalda de vuestro hijo, pero evitando la zona de la columna vertebral.
  - Colocáis sendos pulgares a la altura de cada hombro. El masaje consiste en bajar con los pulgares hasta la altura de la cintura; siempre es en sentido descendente.
- **Masajes en la cara:**
  - Deslizad la yema de los pulgares por toda la cara, empezando por la barbilla y acabando en la frente, y luego desde la frente hasta la barbilla.
  - Acariciad muy suavemente las cejas de vuestro hijo siempre desde la parte interior de éstas hacia fuera.
  - Pellizcad muy suavemente las cejas.
  - Pellizcad muy suavemente las mejillas.
- **Amasando el pan:** Este tipo de técnica vale para todo su cuerpo. Masajeadle como si estuvierais amasando una masa para hacer pan o una pizza.

TERCERA PARTE

LLEGA LA HORA DE DORMIR

21

CÓMO CONSEGUIR QUE DUERMA: EL MÉTODO ESTIVILL

Muchos padres están desesperados porque no logran que sus hijos duerman bien. Quizá es vuestro caso, o quizá aún no estáis desesperados pero teméis que, si vuestro hijo sigue durmiendo mal, acabéis desesperados. Porque si un niño no descansa bien, supone un problema tanto para los padres como para él. Además, no son pocos los padres que se sienten culpables por ello.

Antes de pasar a explicaros las pautas para que los niños duerman correctamente, vuelvo a insistir en una idea que ya he comentado: sois buenos padres; simplemente, hace falta que pongáis cierto orden en los hábitos de sueño de vuestros hijos. Sí, seguramente hay algo que no estáis haciendo bien, pero de nada os ayudará el culpabilizaros por esta situación. Quizá, si sois padres primerizos, habéis recibido el reproche de algún familiar o amigo que se considera muy experimentado. No hagáis caso; todo el mundo tiene una opinión.

Me gustaría daros algunos consejos de carácter general previamente a exponeros el Método paso a paso. Es importante asegurarse de que el niño no presente un problema médico que sea la causa de sus problemas para dormir. Una visita al pediatra os ayudará a salir de dudas. Pensad que vuestro hijo quizá sufre una otitis, y, una vez curada, empezará a dormir plácidamente. Hay que tener en cuenta que existen numerosas causas médicas, aparte de la citada otitis, que pueden estar detrás del insomnio de los niños: cólicos, fiebre, eccemas, gases, estreñimiento, apneas, dolores de cabeza... Tampoco hay que olvidar que los problemas psicológicos también pueden causar insomnio: abusos sexuales, cambios de domicilio, problemas con otros niños en el colegio, el divorcio de los padres... Además, en ocasiones la solución es tan sencilla como acondicionar mejor la habitación para que no haya tanto ruido o luz, o no haga demasiado calor.

Las pautas que explicaré más adelante están probadas científicamente, como ya he señalado. ¿Qué quiere decir esto? Pues que hay que aplicarlas tal cual os las presento. Algunos padres realizan modificaciones del Método que le restan efectividad.

Asimismo, es fundamental que la decisión de aplicar el Método la toméis ambos, papá y mamá, y que luego impliquéis a todas las personas que están al cuidado del niño (abuelos, canguro...). Si cada uno aplica métodos diferentes, lo único que conseguís es desorganizar todavía más los hábitos del niño.

1. PONER EN HORA EL RELOJ DEL SUEÑO

Vamos a ver en qué consiste el sueño para entender por qué se puede entrenar como cualquier otro hábito. Los recién nacidos siguen ciclos biológicos de entre 3 y 4 horas. Es como si sus *días* fueran mucho más cortos, porque cada 3-4 horas se despiertan para recibir el alimento, el baño..., y vuelta a dormir. Poco a poco, este ciclo se va alargando y estabilizando. Cada vez duermen más por la noche hasta que a los 7 meses, aproximadamente, ya deberían dormir entre 10 y 12 horas por la noche, además de tres siestas: después del desayuno, la comida y la merienda.

La idea que quiero transmitir es que estos ciclos están regulados por un grupo de células cerebrales que funcionan como un reloj. Pero se trata de un reloj al que los padres tienen que dar cuerda, que funciona cuando ellos siguen las pautas adecuadas. Porque el objetivo del reloj que regula el sueño es sincronizarse con el ritmo solar: dormir de noche, estar despierto de día. ¿Cómo se sincroniza el reloj? Pura psicología conductual: al repetir los mismos estímulos cada noche, el reloj interior del niño ya sabe que es la hora de irse a dormir. El cuento que papá lee en la cama, el beso de buenas noches que le da mamá... Son hábitos que ajustan ese reloj interior a base de repetirlos cada noche. Siete de cada diez niños tienen el reloj perfectamente sincronizado; en cambio, tres de cada diez no, y por tanto no duermen bien. La buena noticia es que, aplicando los hábitos correctamente, es sencillo poner en hora ese reloj.

Así que vuestro hijo no está condenado a dormir mal toda la vida, aunque no logre conciliar el sueño desde hace meses o se despierte varias veces por la noche. O sea muy nervioso. Hay padres que creen que su hijo duerme mal «porque tiene mucha energía» o «porque tiene un temperamento irritable». Sea cual sea la personalidad de vuestro hijo, está capacitado para aprender el hábito de dormir correctamente: hay niños muy nerviosos durante el día que luego duermen plácidamente por la noche.

2. CÓMO DARLE CUERDA AL RELOJ DE VUESTRO HIJO

Asociando los elementos externos adecuados el tiempo que sea necesario hasta que el niño interiorice el hábito del sueño. Por ejemplo, hay padres que dan la cena a sus hijos a diferentes horas, y entonces el niño se va a dormir un día a las nueve, otro a las diez... Que el niño cene siempre a la misma hora y se vaya a la cama también a la misma hora le ayuda a interiorizar esta pauta: después de la cena hay que conciliar el sueño. Igualmente, la falta de luz ayuda a potenciar el contraste entre el día y la noche. Si la habitación del niño está más oscura (y más silenciosa), su reloj biológico asociará la falta de luz y de ruido al momento en que toca irse a dormir.

¿Qué sucede con los niños que tienen dificultades para conciliar el sueño? Que los padres intentan hacer mil y una cosas para lograr que duerman: les cantan diferentes canciones, se los llevan delante del televisor, les dan la mano en la cuna, llevan la cuna a otro rincón de la casa..., con la esperanza de que los cambios ayuden al niño. Pero si la madre que tiene un hijo con problemas para dormir decide acunarlo en el sofá, el niño asociará que para dormir deben llevarlo al sofá y acunarlo, y entonces, cada vez que se despierte durante la madrugada, su madre o su padre tendrán que repetir esta operación. No es que el niño sea caprichoso o sienta una especial predilección por el sofá. Simplemente, sus padres le han entrenado en ese hábito; han fijado en su mente la asociación dormir-sofá.

Además, los niños se dan cuenta rápidamente de que sus padres van probando diferentes tácticas. Reciben su inseguridad, se frustran, se ponen nerviosos si los padres están nerviosos. Y para adquirir el hábito del sueño es necesario que tanto los padres como los niños se sientan seguros y tranquilos. Para los niños, la tranquilidad consiste en repetir cada noche las mismas pautas. Si los padres se sienten inseguros, el niño lo captará. Si la madre lo coge con angustia porque no consigue que se duerma, o si el padre le habla nervioso porque tampoco lo logra, el niño lo notará.

Y si un niño no puede dormir, va a querer la compañía de sus padres. Porque a nadie le gusta estar solo cuando se siente mal, y a los niños mucho menos. Los padres ya saben cuáles son las diferentes maneras que tienen los niños de llamar su atención. En el caso de los bebés, hay maneras agradables, como hacer monerías, ya sea dando palmas o emitiendo sonidos encantadores. No obstante, si esto no funciona, los bebés (y los ya no tan bebés) no dudan en echar mano de la artillería pesada: lloran, gritan, patalean, tiran cosas, vomitan... Saben que si vomitan o lloran desesperadamente, sus padres van a ir corriendo a su lado. ¿Qué hay que hacer cuando un niño se da golpes o vomita para que sus padres acudan a su lado? Limpiarlo en el caso de que vomite o vigilar que no se haga daño si patalea o se da golpes. No hay que hacerle mucho más caso, o siempre utilizará esta forma de llamar la atención.

¿Y si llora? No hay que preocuparse siempre que un niño llora, porque hay dos tipos de llanto. Uno de ellos es el llanto de acción, que no suele ir acompañado de lágrimas; en este caso, al niño no le pasa nada, pues es un llanto para llamar la atención. Y también está el llanto con sentimiento, que los padres conocen muy bien, porque indica que en realidad le sucede algo al niño, ya sea física o psicológicamente. Cuando son más mayores, los niños intentan llamar la atención mediante el uso del lenguaje. Piden un vaso de agua en plena madrugada o aseguran que les «duele mucho la barriguita». Insisto: la inmensa mayoría de las veces son formas de llamar la atención porque no quieren dormir solos. Y, precisamente, los padres deben intentar que sus hijos duerman solos, por lo que no es recomendable que acudan por estas llamadas de atención.

3. PAUTAS PARA QUE VUESTRO HIJO APRENDA EL HÁBITO DEL SUEÑO

Las siguientes pautas son útiles para que niños de cualquier edad aprendan a dormir bien solos. Valen para bebés o para niños de 11 años. Valen para aquellos niños que nunca han dormido bien y para aquellos otros que llevan durmiendo mal unas semanas o meses (siempre después de descartar, como ya he señalado, que no sufren un problema médico o psicológico que explique su insomnio).

Vuelvo a repetir que es necesario aplicar los siguientes pasos tal y como los explico, y que es absolutamente fundamental que actuéis con serenidad, seguridad y firmeza. Los niños necesitan que sus padres les transmitan seguridad. En caso contrario, reciben esa inseguridad, lo que afecta negativamente a su capacidad para dormir. Puedo entender que tengáis dudas. «Claro, mi hijo lleva meses durmiendo mal y lo hemos intentado todo.» Bueno, todo no, porque aún no habéis intentado aplicar el Método. Y también me hago cargo de que dudéis de si el Método va a funcionar con vuestro hijo. Estad tranquilos: el Método está avalado científicamente. Por tanto, si decidís aplicarlo, os recomiendo que aparquéis las dudas de vuestra mente y os concentréis en transmitir a vuestro hijo toda la serenidad y la seguridad que podáis.

Paso 1. Vuestro hijo ha nacido hoy mismo

Sí, da igual que tenga 3 meses u 8 años. Y da igual cómo ha dormido hasta ahora y todo lo que habéis intentado para lograr que duerma correctamente. Os propongo empezar de nuevo, hacer un *reset*, para inculcar a vuestro hijo el hábito de dormir bien solo.

Paso 2. A dormir a la misma hora

Uno de los errores más habituales es no seguir unos horarios en temas tan importantes como la comida o el sueño. Algunos padres piensan que no pasa nada porque su hijo no se vaya a dormir a la misma hora. Pero un niño que tiene dificultades para conciliar el sueño sólo está pidiendo a gritos unos horarios regulares; de esta forma, le resultará más sencillo adquirir el hábito. ¿Cuál es la mejor hora para irse a dormir? Entre las ocho y las nueve de la noche en invierno, y entre las nueve y las diez en verano. Por tanto, es fundamental que el niño se vaya a dormir siempre a la misma hora, y que, también, le deis la cena a la misma hora. De este modo, asociará el momento de la cena a que está a punto de irse a la cama. Por eso es recomendable que, justo cuando acabe de cenar, retiréis de la mesa los cubiertos, los platos, los vasos..., todos los objetos que tengan que ver con la cena; así el reloj interno del niño aprende que, una vez ha terminado, es momento de empezar a relajarse para irse a la cama.

Algunos padres le dan un biberón de leche a su hijo justo antes de acostarlo, «para relajarlo». No es buena idea asociar el biberón al sueño. El biberón pertenece a la comida; por eso hay que dárselo al niño durante la cena, si todavía forma parte de su alimentación, y no emplearlo para que el niño se calme unos minutos antes de acostarlo.

Paso 3. Un rato de cariño y comunicación

A los niños les encanta estar con sus padres: les relaja, les da seguridad, les hace sentirse felices. Es recomendable que padres e hijos paséis un tiempo juntos después de la cena y antes de que el niño se acueste. Se trata de compartir 15 o 20 minutos de cariño y juegos relajantes, de leer cuentos, de hacerse caricias..., todo lo que se os ocurra que haga feliz a vuestro hijo y que lo relaje.

Importante: como ya sabéis, los niños siempre quieren más, no se cansan cuando lo están pasando bien. Por este motivo, es aconsejable que este rato de cariño y comunicación dure siempre lo mismo, y que antes de empezar le digáis al niño que va a durar 15 minutos, por ejemplo. Cuando se cumpla el tiempo, le enseñáis el reloj para que se dé cuenta de que es verdad, de que ya ha pasado el tiempo pactado.

Paso 4. Escoger los elementos que acompañarán al niño mientras duerme

Como ya he apuntado, es fundamental que el niño siempre disponga de los mismos elementos externos para poder generar adecuadamente el hábito del sueño. Los niños necesitan rutinas y horarios para estar tranquilos. Es por ello por lo que os toca decidir qué elementos externos van a acompañar a vuestro hijo cuando esté en la cuna o en la cama, ya que los asociará al sueño.

Vosotros no podéis ser esos elementos externos. Muchos padres se quedan con sus hijos en la cuna o en la cama acariciándolos o cantándoles o cogiéndolos de la mano. ¿Qué ocurre? Que el niño querrá la compañía de mamá o papá cada vez que se despierte. En cambio, lo que pretendéis conseguir es que, cuando el niño se despierte por la noche, no necesite vuestra presencia para conciliar de nuevo el sueño. Así que le dejaréis siempre, todas las noches, los mismos elementos externos. De esta forma el niño sentirá que éstos siempre están junto a él, su estado se serenará y podrá dormirse.

Uno de estos elementos es el peluche que lo acompañará por la noche. Tenéis que escogerlo vosotros. Da igual que sea nuevo o uno que ya tenga el niño. Y es importante que le pongáis un nombre (por ejemplo, Peluchito). Será el peluche de irse a dormir. Otro elemento externo muy importante es el chupete. Si vuestro hijo todavía usa chupete, os aconsejo que pongáis varios en la cuna o en la cama, de modo que, si se despierta por la noche, encuentre uno fácilmente y no se desvele por ello. También es aconsejable que colguéis un móvil o pintéis unas estrellas en la pared; algo que el niño pueda ver cuando se despierte y le ayude a relajarse. Por cierto, resultan muy útiles los pijamas manta. A partir de los 7 meses, los niños se mueven mucho en la cama y se destapan. Con el pijama manta no habrá que estar pendiente de si está bien tapado o no.

Ya están listos todos los elementos externos. Perfecto, porque ahora toca ese momento tan delicado de dejar al niño en la cuna o en la cama. Si vuestro hijo tiene problemas para dormir solo, seguramente ahora estaréis preocupados, o directamente asustados. Os espanta que sigan los llantos y las noches en vela. Debéis tener claro que sois vosotros quienes controláis el proceso, no vuestro hijo. Así que entraréis en la habitación con el pequeño repitiendo dos o tres veces el siguiente discurso: «Amor mío, papá y mamá te van a enseñar a dormir solito. A partir de hoy dormirás aquí, en tu cuna/cama, con el póster de la luna, el móvil y Peluchito». Repetir el mismo discurso cada noche es importante, porque estáis asociando los mismos estímulos externos al momento de irse a dormir. Pero es absolutamente fundamental la información no verbal que le hagáis llegar a vuestro hijo. Recordad que tenéis que transmitirle serenidad, amor y tranquilidad.

A continuación, tumbáis al niño en la cuna o la cama. Es probable que ya haya empezado a protestar unos minutos antes; si no, seguramente lo hará justo entonces. Ésta es la parte más complicada para muchos padres: aguantar el momento en que el niño se da cuenta de que va en serio, de que sus padres lo van a dejar solo, y empieza a llorar de forma escandalosa, a patalear, a rebelarse... Seguidamente, os alejáis del niño poco a poco mientras uno de vosotros sigue repitiendo, con voz serena, frases como: «Te queremos mucho y por eso te estamos enseñando a dormir. Entendemos que llores, porque estás aprendiendo a dormir solito. Pero no te preocupes, porque mamá y papá te quieren mucho. No te abandonamos. Te dejamos con Peluchito y tus chupetes». Y os vais. Sin hacer caso a sus lloros, súplicas o lamentos.

Sin duda, es el momento más duro para la mayoría de vosotros. Sentís la angustia del pequeño, y vuestro primer impulso sería correr hacia él y abrazarlo, y quedaros a su lado el rato que hiciera falta hasta que se durmiera. Pero recordad que estáis ayudando a vuestro hijo a aprender el hábito de dormir bien solo.

Salís de la habitación. Ya está. Tenéis que estar preparados para las dos primeras noches, porque seguramente serán muy complicadas. El niño reclamará vuestra presencia de mil y una maneras. Echará mano de todo su repertorio: gritos, llantos, pataletas... Debéis ser fuertes. ¿Y de dónde sacáis la fortaleza? De la seguridad de que estáis haciendo algo por el bien de vuestro hijo.

No os sintáis culpables. No estáis abandonando a vuestro hijo. Si no deja de llorar o protestar, podéis realizar breves visitas a su cuarto. Pero no para quedaros con él hasta que se duerma. Esas visitas tienen como único objetivo que él entienda que no le habéis abandonado, así que deben ser breves. Estáis a su lado, le acariciáis suavemente, y no decís más que las mismas frases que habéis empleado al acostarle y al salir de la habitación. Os aconsejo que entre sólo uno de los dos en estas visitas, quien esté más tranquilo. O que os turnéis.

En caso de que el niño no deje de protestar, haréis una segunda visita al cabo de 3 minutos. Y si sigue igual, acudís de nuevo cuando hayan pasado 5 minutos. Las siguientes visitas siempre serán cada 5 minutos. No dejéis pasar más tiempo. Si os cuesta resistir, podéis reducir los tiempos, pero siempre deben ser progresivos. Al final, vuestro hijo se dormirá. No obstante, puede que se despierte una o varias veces durante la noche; en ese caso, hacéis lo mismo: uno de los dos va a la habitación y le repite las mismas frases (o parecidas) que le habéis dicho anteriormente.

Y ya está. Noche a noche, vuestro hijo protestará menos. Aprenderá a dormir solo y, cuando se despierte, ya no reclamará vuestra presencia. Pero, vuelvo a repetir, es importante que estéis convencidos de que vais a aplicar el Método tal como os lo explico. Porque se trata de seguir unos hábitos, unas rutinas, que están avaladas científicamente, no me cansaré de repetirlo. Si las cambiáis, el Método no será tan eficaz.

¿Y PARA CONSEGUIR QUE DUERMA LA SIESTA?

Ya hemos hablado de la importancia de las siestas en la Introducción del libro. El Método es el mismo para dormir por la noche que para las siestas. Aplicáis cada día la misma rutina. El niño tiene que echar la siesta en su cuna o cama, y le repetís las mismas frases tranquilizadoras. Acordaos de que la habitación tiene que estar a oscuras y en silencio.

4. ¿Y SI...?

Os podéis encontrar diferentes situaciones mientras aplicáis el Método. Aquí tenéis consejos para los momentos algo difíciles más habituales:

¿Y si vomita?

En primer lugar, y por encima de todo, no os asustéis. Muchos niños se provocan el vómito para llamar la atención de sus padres. ¿Qué hacer si vuestro hijo vomita cuando lo acabáis de acostar o en plena madrugada? Os sentáis a su lado y le decís algo que lo sosiegue: «No te preocupes. Te estamos enseñando a dormir solito. Te queremos mucho». Entonces, le limpiáis el vómito y le repetís la misma frase tranquilizadora. No le va a pasar nada a vuestro hijo por el hecho de que haya vomitado.

¿Y si se levanta y sale de la habitación?

Esto es algo que hacen muchos niños que ya duermen en su cama. Algunos padres se asustan por el temor a que su hijo acceda al balcón o se dé un golpe y se haga daño. Para evitar que salga de la habitación, podéis poner una barandilla en la puerta. Pero no se trata de un castigo; así que no le digáis que se la ponéis «para que no se levante» o algo parecido. Decidle que es un elemento más de la decoración de la habitación, como las cortinas. Algunos niños se levantan igualmente y se quedan dormidos al lado de la barandilla. Esto no es aconsejable, porque queremos que el niño duerma sólo en la cama. Por tanto, si esto sucede, tenéis que acostarlo de nuevo en la cama.

¿Y si se le cae el chupete?

Para eso habéis puesto varios chupetes en la cunita. Además, durante el día podéis practicar para que vuestro bebé aprenda a ponérselo solo. Se lo dais y le animáis a que él mismo se lo coloque en la boca. Enseguida aprenderá.

¿Y si ya había aprendido a dormir solo y de repente vuelve a dormir mal?

Puede ocurrir que un niño duerma muy bien varias noches seguidas y luego se despierte y proteste. Una vez descartado un problema médico o psicológico, no os preocupéis. No es que haya dado un paso atrás; simplemente necesita un poco más de tiempo para consolidar su hábito.

¿Y si está enfermo?

Si tiene fiebre o presenta cualquier otro problema, hay que acudir a ver cómo se encuentra y llevarle un vaso de agua o lo que necesite. Sin embargo, hay que distinguir que puede estar enfermito pero protestar sólo porque desea la compañía de sus padres para dormir bien.

¿Y si los vecinos se quejan?

Los hay que se quejan de los llantos de los niños en plena noche. Hablad con ellos y explicadles que estáis siguiendo un método precisamente para que vuestro hijo duerma bien por las noches y no llore.

EL JUEGO DEL RELOJ PARA CONSEGUIR QUE EL NIÑO DUERMA UN POCO MÁS

Algunos días (sobre todo los fines de semana, claro) vais a desear que vuestro hijo se levante algo más tarde para, por fin, dormir vosotros un poco más. Si todavía es un bebé, podéis darle de comer, cambiarle el pañal y dejarle con unos juguetitos en la cuna una vez que se haya despertado. Seguramente se entretendrá un rato solito. Si tiene más de 3 años, podéis utilizar el juego del reloj.

Necesitáis un reloj que no esté cubierto por un cristal. Pegáis en el reloj un adhesivo sobre la hora a la que queréis despertaros el fin de semana (por ejemplo, a las diez). Dibujáis en una hoja un calendario con los días de la semana (una casilla para cada uno; las del fin de semana tienen que ser de un color distinto). Cuando llegue el viernes, le decís a vuestro hijo: «Mañana es un día especial, y nos tienes que despertar tú cuando la manecilla de la hora llegue a la hora del adhesivo. Entonces, vienes a buscarnos y nos despiertas con besos. Haremos una fiesta muy especial». Y a continuación le explicáis en qué va a consistir la fiesta: un desayuno especial todos juntos, jugar con globos...

CUARTA PARTE

POR LA MAÑANA: ANTES DE IR AL COLE

22

EL DESPERTAR

Hay niños que tienen un despertar muy rápido y otros, uno más lento. La facilidad con la que se levantan por la mañana coincide normalmente con la rapidez con la que se duermen por la noche. No es sólo una cuestión de haber dormido menos por haberse acostado más tarde; simplemente, no todos somos iguales.

Aunque el reloj interno que regula el sueño sigue ciclos de 24 horas aproximadamente, el tiempo exacto de los ritmos circadianos varía de una persona a otra. Estas diferencias en el reloj biológico podrían explicar que haya personas que se despiertan llenas de energía y con ganas de comerse el mundo, y otras que necesitan una o dos horas para conectar con la realidad; del mismo modo que las hay muy activas por la mañana y otras que están en la plenitud de sus facultades por la tarde-noche. Asimismo, hay gente cuyo reloj interior está perfectamente sincronizado y se despiertan siempre a la misma hora cada día sin necesidad del despertador.

Probablemente, estas diferencias entre personas de despertares lentos y personas de despertares rápidos se deban sobre todo a diferencias genéticas. Diversas investigaciones han estudiado los cerebros de los tres cronotipos (es decir, el cronotipo de los que están más activos por la mañana, el de los que están más activos por la noche, y el intermedio), y han descubierto diferencias estructurales en los cerebros de cada uno de ellos.

También existe la variante de la persona que se despierta lentamente y, además, de mal humor. Es mucho más frecuente de lo que parece. Según un estudio realizado en Gran Bretaña, seis de cada diez británicos tienen «malos despertares», aunque, en los adultos, la principal causa del mal despertar es dormir poco y trabajar demasiado.

Para entender un poco mejor a esos niños a los que les cuesta mucho despertarse por la mañana, hay que tener en cuenta el concepto de **inercia del sueño**. Porque no estoy hablando de niños perezosos o niños que se niegan a obedecer a sus padres cuando éstos les piden que se vistan o desayunen. Me estoy refiriendo a niños que, literalmente, sienten que les cuesta mucho despertarse. No es una cuestión de voluntad, sino de su reloj interior. Como ha descrito Allison G. Harvey, profesora de psicología en la Universidad de California Berkeley y directora del Centro de Investigación Clínica del Sueño y del Estado de Ánimo Golden Bear, la inercia del sueño es un estado transitorio de baja energía y capacidad de atención que ocurre justo después de que nos despertemos.

Si vuestro hijo se despierta lleno de energía por la mañana, dispuesto a comerse el mundo, perfecto. Pero ¿qué podéis hacer si vuestro hijo tiene un despertar más bien lento? Es preciso respetar el tiempo que el niño necesita para reaccionar y ponerse manos a la obra. Presionarlo para que acelere su ritmo, si ya sabemos que por las mañanas le cuesta un poquito más, sólo sirve para que acabéis enfadados, vosotros y el niño. No obstante, se pueden seguir algunas pautas para facilitarle ese duro tránsito entre el mundo del sueño y el mundo de la vigilia; por ejemplo:

- Corred las cortinas, encended la luz (no se trata de dirigirle un foco de luz directamente a los ojos). La luz le recuerda a nuestro reloj interior que ya es de día, que no es hora de dormir, que hay que ponerse manos a la obra.
- Besos, abrazos... El cariño es una buena forma de cargarse de energía positiva y buen humor. Un poco de movimiento. Animadle a que camine un poco, sin agobiarle, que vaya haciendo las cosas que tenga que hacer.

23

EL RETO DE VESTIRSE

Otra de las grandes batallas entre padres e hijos por las mañanas se da cuando llega la hora de vestirse. Son discusiones que se enredan y enredan hasta complicarse sobremanera, principalmente cuando los padres tienen prisa por llegar al trabajo y los hijos empiezan a protestar porque no quieren ponerse los pantalones del día anterior o se empecinan en que el jersey les produce picores.

A partir de los 3 años, los niños tienen que empezar a vestirse solos. Con la supervisión de los padres, claro, porque al principio les puede costar. Pero vestirse solo es una tarea muy relevante para el niño. Le ayuda a mejorar su coordinación y a potenciar su autoestima, porque realiza una tarea que le introduce un poquito más en el mundo de los adultos.

Éstos son algunos consejos para que vuestro hijo aprenda a vestirse solo:

- Hay padres que ayudan demasiado y no dejan que su hijo cometa errores y vaya más lento. Toca armarse de paciencia y dejar que el niño se equivoque, que le cueste ponerse un calcetín, que no acierte con el jersey, que se haga un lío con los zapatos... Es absolutamente normal, ya que está aprendiendo una tarea que exige mucha coordinación. Si os puede la impaciencia y termináis de vestirlo vosotros mismos, no aprenderá, como es lógico. Aprender consiste en acumular aciertos y errores, en repetir y repetir y volver a repetir una tarea hasta que se realiza correctamente. Por tanto, no hay que insistirle para que vaya deprisa, sobre todo los primeros meses en que intentáis que vuestro hijo se vista solo. Si el niño pide ayuda, y veis que realmente no sabe cómo ponerse los pantalones, entonces le echáis una mano, pero explicándole cómo debe hacerlo, porque no aprenderá si le ponéis los pantalones a toda prisa y punto.

- No pretendáis que vuestro hijo se vista completamente solo desde el primer día. Empezad poco a poco; primero con la ropa interior, y después incorporad prendas de mayor dificultad. Los fines de semana son ideales para entrenar con más calma ya que disponéis de más tiempo y, en consecuencia, menos nervios.
- Siempre que se vista correctamente, o al menos cuando lo haya intentado con ganas, hay que decirle que lo ha hecho muy bien, que es fantástico que muestre esa disposición y que la próxima vez lo hará mejor. La aprobación de los padres constituye el mejor refuerzo positivo para las conductas de los niños.
- Si ya sabe vestirse solo, no caigáis en la tentación de hacerlo vosotros por él aunque tengáis mucha prisa, porque puede empezar a volverse perezoso con la ropa. Recordad que muchas conductas poco apropiadas de los niños (no querer desayunar, reclamar la presencia de los padres cuando se despiertan de madrugada o negarse a vestirse) son formas de llamar vuestra atención.

- Hay que vestirse en la habitación, no en el comedor viendo la televisión, porque, en este caso, lo más probable es que el niño se distraiga. Cada tarea tiene su sitio.
- Vestir a los muñecos es una forma de entrenarse muy divertida para la mayoría de los niños. Y cuando hablo de niño, me refiero tanto a niños como a niñas. Todavía hoy en día, algunos padres tienen miedo a que sus hijos varones jueguen a las muñecas, lo cual no tiene ningún sentido, pues el objetivo es enseñarles a que sean capaces de ir asumiendo responsabilidades (como vestirse solos o ayudar en las tareas de la casa) poco a poco.
- Para evitar discusiones a la hora de vestirse, resulta muy práctico y sencillo hacerle creer al niño que es él quien elige qué ropa va a ponerse. Si le damos dos o tres opciones de piezas que previamente hemos elegido nosotros, el pequeño escogerá una de ellas, orgulloso de creer que en realidad se está poniendo lo que él quiere.

VAYAMOS POR PRENDAS

Cada prenda de ropa plantea retos de coordinación diferentes. Aquí tenéis algunos consejos para ayudaros con las distintas prendas de ropa a las que tendrá que *enfrentarse* vuestro hijo:

- Ropa interior: al principio, tendréis que ayudarle a que introduzca las piernas en las bragas o en los calzoncillos. Una vez conseguido esto, le decís que tiene que tirar hacia arriba.

- Pantalones y faldas: habrá que hacer lo mismo que con la ropa interior, y, sobre todo, con los pantalones largos. Al principio, ayudáis al niño a que introduzca las piernas, y luego dejáis que él tire hacia arriba. Más difícil son las cremalleras, así que habrá que tener paciencia.
- Camisas, camisetas y jerséis: le puede costar bastante aprender, porque los niños intentan meter la cabeza, no ven nada, se desorientan y se ponen nerviosos. Lo más práctico es enseñarles primero a que metan la cabeza y luego los brazos.
- Botones y cordones: exigen una muy buena motricidad fina, así que costará un poquito que aprenda a abotonarse o abrocharse solo. Si el niño tiene que ponerse una camisa con varios botones, podéis decirle: «Mira cómo se abrochan los botones. Ahora, prueba tú con el último».
- Calcetines: cuesta un poco aprender a ponerse los calcetines. Lo mejor es que le ayudéis a meter los pies y que luego tire hacia arriba. Cuando tenga un poco más de práctica, le ayudáis con un pie, pero luego que intente ponerse solito el otro calcetín.
- Calzado: es más fácil el calzado sin cordones. Tampoco es sencillo, cuando los niños son pequeños, que se acuerden de que tienen que ponerse el zapato izquierdo en el pie izquierdo.

En el proceso de aprendizaje de nuestro hijo es importante prepararle para las cosas que le pedimos. Si un día decidimos que se puede vestir solo y aparece con unos pantalones cortos y unas sandalias en pleno invierno y nos ponemos a gritar y a decirle que es tonto porque eso no se hace así, el niño no entenderá nada. Si, en cambio, le enseñamos que hay ropa que se pone en invierno y ropa que se pone en verano, y le damos una explicación que pueda entender sobre el porqué, probablemente sabrá qué hacer en cada caso. No debemos olvidar que estamos educando a nuestro hijo; no sabe las cosas por ciencia infusa, tenemos que explicárselas.

Por otro lado, los padres no debemos olvidar que, de la misma manera que hay adultos que son más lentos que otros, también hay niños que son así. Si nosotros nos vestimos con parsimonia, tampoco le exijamos a nuestro hijo que lo haga corriendo, porque si lo vamos apremiando y presionando para que haga las cosas rápido, lo que conseguiremos será crispar el ambiente y agobiar al pequeño, que se retrasará mucho más. Ya lo dice el refranero: «Písteme despacio que tengo prisa».

Sin embargo, el drama de muchos padres actualmente es compaginar su hora de entrada en el trabajo con acompañar a su hijo al colegio. De nada sirve decirle al niño que se dé prisa porque llegamos tarde y, al cabo de 2 segundos, volver a repetírselo. A este respecto, debemos ser firmes para que comprendan la importancia del tiempo y de llegar puntual a los sitios. Por eso mismo, en estos casos es aconsejable decirle al niño que en 5 minutos hay que irse y que tiene que estar vestido. Si en 5 minutos no está vestido, una de las opciones es salir de casa con él, esté como esté: sin peinar, sin los zapatos puestos, en pijama... La otra opción es dejarle en la habitación con el pijama puesto y decirle que tenemos que irnos ya, y salir de casa. Al cabo de un minuto, y no más, porque no estamos castigándolo sino enseñándole la importancia del tiempo y de hacer caso a nuestras consignas, volvemos fingiendo que nos hemos olvidado algo y le decimos que, si ya está listo para ir al cole, lo podemos hacer juntos. De esta manera, el pequeño comprenderá que no vamos a cambiar la conducta porque él quiera.

24

EL DESAYUNO

La clave para dormir bien... empieza cuando los niños se despiertan. Muchos críos apenas desayunan, o comen algo de bollería industrial antes de ir al colegio. Según el Ministerio de Sanidad, el 8 % de los niños españoles llegan a la escuela sin haber desayunado. Resultado: no tienen energía para afrontar las primeras horas del día. Si los niños no desayunan, es probable que luego se sientan decaídos, de mal humor, y tengan problemas para concentrarse. Esto se debe al déficit de glucosa que experimenta su organismo. La glucosa es el combustible que quemamos para producir energía. Si el niño no tiene suficiente energía, su capacidad de aprendizaje y su rendimiento escolar quedan afectados negativamente. Según la Asociación Americana de Dietética, «el tipo de alimentos que los niños consumen en el desayuno puede afectar a su capacidad de aprendizaje y a su estado de salud».

En consecuencia, un buen desayuno es fundamental para empezar el día con energía. Aunque es una conclusión lógica, no todas las familias se esmeran en que su hijo desayune de la forma correcta. Asimismo, dos de cada diez niños o jóvenes sólo desayunan un vaso de leche. Algunos más añaden a ese vaso de leche alguna galleta; ya es algo más que no desayunar nada, pero sigue estando lejos de lo que es un desayuno adecuado. Únicamente el 7,5 % de los niños toman un desayuno equilibrado compuesto por leche, fruta o zumo e hidratos de carbono.

Si, además de un buen desayuno, el niño come, merienda y cena bien, repartirá mejor su energía a lo largo del día. Y llegará a la cama mejor preparado para dormirse plácidamente; no lo hará agotado, irritable, exhausto, con mal cuerpo. Quizá vuestro hijo os diga que él con una galleta y un vaso de leche ya tiene suficiente. Pero el niño no es quien debe decidir qué desayuna y qué no desayuna. Como padres, es tarea vuestra tomar esa decisión.

¿Cómo debería ser el desayuno de los niños? Lo ideal es que constituya aproximadamente el 25 % de sus necesidades nutritivas. Asimismo, tiene que ser equilibrado, por lo que se recomienda que incluya un lácteo, un cereal, una grasa (como aceite de oliva), una pieza de fruta o un zumo, y pavo o jamón. Algunos padres piensan que «bueno, en casa no desayuna, pero luego se come un bocadillo en el colegio». Vale, perfecto, pero es que tiene que desayunar y comer el bocadillo igual. Evidentemente, si un niño no desayuna un día o dos, no le va a pasar nada; luego puede compensar con el almuerzo. Pero no es nada recomendable saltarse el desayuno con frecuencia.

1. ¿Y SI NO HAY FORMA DE QUE DESAYUNE?

Comer es un hábito, y ya hemos visto que los hábitos, como el de ir a dormir solitos, se pueden aprender si se siguen unas pautas adecuadas. Porque tener hambre es una cosa (una necesidad del organismo) y aprender a comer, otra (un hábito que hay que inculcar).

Tened en cuenta que la niñez es un período crucial de la vida de vuestros hijos en todos los aspectos. Durante esta etapa se forman su personalidad y sus hábitos. Y un hábito muy importante es el relacionado con la comida. Los niños que comen de forma desordenada y que ingieren mucha comida basura, es probable que acaben convirtiéndose en adolescentes con la misma costumbre. Y pensad que durante la adolescencia será mucho más complicado cambiar ese hábito.

Hay críos que se niegan a desayunar. Y no es porque no tengan hambre, sino porque el espíritu de rebeldía es algo consustancial a ellos. El primer consejo que os doy es que no perdáis la calma. Si os enzarzáis en discusiones y peleas con vuestro hijo, seguramente éste tendrá las de ganar, porque a él le importa menos que a vosotros llegar tarde al colegio o que vosotros lleguéis tarde al trabajo. Por tanto, no os obsesionéis con el tema, porque, afortunadamente, tiene solución.

Para conseguir que vuestro hijo aprenda bien el hábito de comer (y, en concreto, desayunar), me gustaría daros unos consejos generales. Luego os explicaré paso a paso un método centrado en el desayuno.

2. ¿QUÉ HACER Y QUÉ NO HACER?

«Este niño no come», es una de las grandes quejas de los padres. Muchas veces, la responsabilidad es precisamente de los padres porque, como ya he señalado, no están inculcando de forma correcta el hábito de la comida. Y ¿cuáles son los errores que cometen? Uno de los más habituales es camuflar los sabores que le resultan desagradables al niño (por ejemplo, añadir toneladas de azúcar al zumo de frutas de la mañana o a los cereales). Es un error porque camufla el sabor y es muy importante educar a los niños a que conozcan distintos sabores.

Tampoco es adecuado disfrazarse para dar de comer al niño. Muchos padres se disfrazan de los personajes favoritos de sus hijos con la esperanza de que, de este modo, se muestren más colaborativos. ¿Dónde está el error? En que los padres han perdido su rol de padres para convertirse, así, en marionetas de sus hijos. Y precisamente vosotros debéis ser los guías de vuestro pequeño para que aprenda a comer, no su distracción. Si os disfrazáis, vuestro hijo pasará un buen rato, pero no desayunará como corresponde. Esto no quiere decir que tengáis que comportaros de forma seria con vuestro hijo. Ayuda mucho que le motivéis, que le digáis: «Estamos muy contentos de que te hayas comido todo el desayuno», que le deis un beso si se bebe todo el zumo sin protestar. A la hora de aprender el hábito de comer bien, la motivación desempeña un papel determinante. Pero debéis motivarlo como padres, no como marionetas.

Tampoco hay que premiarlo dándole regalitos o permitiéndole jugar un rato más a la videoconsola por la tarde por el hecho de que haya desayunado bien. Tiene que desayunar bien porque tiene que desayunar bien. No para lograr un premio. El mayor de los premios que le podéis dar es vuestra aprobación y cariño. Asimismo, si se porta mal, tira algo al suelo, protesta..., hay que hacerle el menor caso posible: lo que busca el niño que se porta mal es llamar la atención de sus padres. Si se la dais, lo que hacéis es reforzar su conducta; asocia que portarse mal le permite captar vuestra atención, y lo repetirá cuantas veces le dejéis.

La clave está en asociar conductas positivas al hábito de comer. Para eso hay que seguir el mismo ritual todas las mañanas. El niño tiene que sentarse en el mismo sitio a la mesa (nada de desayunar delante del sofá o en la cama). El mejor de todos es la mesa de la cocina o la mesa del comedor. Y hacerlo a la misma hora. Si es pequeño, le colocáis el babero; luego le ponéis delante los cubiertos, los platos y los vasos, y nada más encima de la mesa. El niño va a desayunar, no a leer tebeos o a jugar con muñequitos. Pueden ser platos, vasos o cubiertos infantiles, que son más atractivos. Repetir la asociación de estos objetos con el hábito de la comida le dará confianza. E insisto: nada de televisión o radios, pues no nos interesan las distracciones.

Como ya he señalado, no hay que perder los nervios. Porque, ¿qué pasa si los perdéis? Que rompéis el ritual, que las cosas se descontrolan, que perdéis vuestra posición de padres. Seguramente, el primer día el niño querrá jugar con la comida, o cerrará la boca y se negará a comer, o hará lo que esté en sus manos para sabotear el desayuno. Hay que aceptar que el aprendizaje de un hábito exige pasar por un período de transición. Cada día tenéis que seguir con el mismo comportamiento, aunque no parezca que funciona, porque acabará funcionando si lo hacéis bien.

3. PERO ¿Y SI NO HAY FORMA DE QUE DESAYUNE...?

Si no hay forma de que desayune, os aconsejo que apliquéis las siguientes pautas, que, como el Método para dormir, están avaladas científicamente:

- **Primer intento:** 3 minutos. Probáis a que el niño coma, le ayudáis a beber el zumo, le partís las galletitas, le removéis los cereales...
- **Primer período de olvido:** 3 minutos. Si no quiere desayunar, retiráis el desayuno de la mesa, así como los platos, los vasos, el mantel..., y bajáis al niño de la silla. Hay que comportarse como si hubiera pasado el momento del desayuno; es decir, os dedicáis a otra cosa y no le hacéis caso si comienza a protestar.
- **Segundo intento:** 4 minutos. Montáis de nuevo la mesa y de nuevo probáis a que el niño desayune.
- **Segundo período de olvido:** 4 minutos. Si no hay forma de que desayune, retiráis de nuevo lo de la mesa y os comportáis como si hubiera pasado el momento del desayuno.
- **Tercer intento:** 5 minutos. Otra vez ponéis la mesa e intentáis que el niño desayune.

Si en este tercer intento el niño sigue erre que erre con su actitud, quitáis la mesa y ya está. Deberá esperar al almuerzo. No os preocupéis, porque no le va a pasar nada; el organismo puede aguantar. Seguramente, almorzará la mar de bien porque estará hambriento, y en pocos días ya desayunará como es debido. Pero para lograrlo, debéis repetir este ritual todos los días hasta que el niño lo asimile y acepte que tiene que desayunar. Porque llegará un momento en que, cuando vayáis a retirar la mesa, empezará a desayunar rápidamente, pues habrá aceptado que, en caso contrario, tendrá que esperar hasta la hora del almuerzo, y no querrá volver a pasar hambre.

4. ALIMENTOS MÁS ENERGÉTICOS Y NUTRITIVOS PARA EMPEZAR EL DÍA

- Yogur: es una gran fuente de calcio y proteínas.
- Huevos: son una muy buena fuente de proteínas y vitamina D. Mejor tomarlos duros, pasados por agua o en revuelto que fritos. No se recomienda que los niños tomen más de tres yemas de huevo a la semana.
- Pan: aporta hidratos de carbono y, por tanto, energía. Aproximadamente el 50 % del total de las calorías de la alimentación deben proceder de alimentos ricos en hidratos de carbono. Y el pan, por su contenido en almidón, es uno de ellos.
- Cereales: los cereales de desayuno suelen ser de trigo, maíz o arroz, o una mezcla de ellos. Proporcionan hidratos de carbono. No obstante, hay que tener cuidado con la elevada cantidad de azúcar añadido que contienen muchos de ellos.
- Galletas: a casi todos los niños les gustan las galletas, así que son un buen alimento ya que contienen hidratos de carbono. Como en el caso de los cereales, es preferible optar por aquellas que no tengan mucho azúcar añadido o grasas trans.
- Chocolate: el chocolate es un buen alimento para que vuestro hijo se sienta con algo más de energía por la mañana. Gracias a su contenido en cacao, se activa el sistema nervioso y se incrementa el flujo sanguíneo en el cerebro. Pero conviene no abusar.
- Frutas: aportan hidratos de carbono, agua, vitaminas, minerales y fibra.
- Derivados cárnicos: mejor jamón cocido o serrano y fiambres poco grasos, como el de pollo o pavo. Aportan proteínas de

calidad con función formadora (contribuyen a la construcción de tejidos y células) y también proporcionan grasa que luego el organismo convierte en energía.

- Aceite de oliva: uno de los alimentos estrella de la dieta mediterránea. Es bueno para el sistema óseo y estimula el crecimiento y la absorción de calcio, un factor fundamental porque los niños están en época de crecimiento. También supone una mejor opción que otras grasas típicas del desayuno (como la mantequilla), porque ayuda a prevenir el sobrepeso y la obesidad.
- Mermelada: otro de los alimentos que encanta a los niños y que es muy energético debido a su contenido en azúcar, así que no conviene abusar de ella.
- Mantequilla: aporta vitaminas pero también mucha grasa. Tampoco conviene abusar de ella.

EJEMPLOS DE BUENAS COMBINACIONES PARA EL DESAYUNO

- Vaso de leche + pan + aceite de oliva + jamón + zumo de naranja
- Yogur + cereales + pieza de fruta de temporada
- Queso + pan + aceite de oliva + zumo de naranja + miel
- Vaso de leche + cereales + pieza de fruta de temporada + miel
- Vaso de leche + pan integral con miel o mermelada + zumo de naranja
- Vaso de leche + pan con tomate + aceite de oliva + jamón serrano

- Vaso de leche + galletas integrales + queso fundido + zumo
- Vaso de leche + tostadas + mermelada + mantequilla + zumo
- Vaso de leche + copos de cereales + zumo
- Vaso de leche + tostadas + aceite de oliva + zumo
- Chocolate + pan tostado + zumo

5. ALGUNAS IDEAS EXTRAS PARA LOGRAR QUE VUESTRO HIJO DESAYUNE CORRECTAMENTE

Además de los consejos que he comentado más arriba, no está de más tener en cuenta estos otros para enseñar a vuestro hijo el hábito de desayunar correctamente:

- Desayunar es divertido, pero no es un juego; es decir, podéis conseguir que el niño lo pase bien porque disfruta de nuevos sabores. Y podéis reforzarle positivamente sus buenas conductas con besos o diciéndole lo bien que lo hace. Pero no se trata de jugar con la comida.
- Mejor todos juntos: la mejor manera de enseñar un hábito como la comida es que los padres coman (de forma correcta) con sus hijos.
- Vosotros sois quienes tenéis que decidir qué va a desayunar vuestro hijo. Pero podéis consultarle por sus alimentos favoritos, llevarlo a comprar con vosotros, enseñarle cómo cocináis...
- Si se mancha... pero ha sido sin querer, lo cual es muy habitual en los niños, no os enfadéis. En esta etapa os interesa que se

acabe todo el desayuno. Poco a poco ya irá adquiriendo más destreza.

- «Ya estoy»: sólo cuando haya terminado todo el desayuno podéis permitirle que se ponga a jugar o que vaya a ver la televisión.

No olvidemos que lo que aprenden nuestros hijos de pequeños va a configurar su forma de vivir y, una vez sean adultos, hará de ellos personas serenas y ordenadas, o bien todo lo contrario. Por eso merece la pena esforzarse, padres con hijos, para hacer de cada día una fiesta de armonía, salud y buenos hábitos.

EPÍLOGO

Como padres, nuestra mayor preocupación es el bienestar de nuestros hijos: que coman bien, que estudien y sean responsables, que tengan amigos, que sean felices... y que duerman bien. Como hemos podido comprobar a lo largo del libro, el descanso de nuestros pequeños engloba muchos más momentos que el simple hecho de irse a dormir. Todo lo que hacen a lo largo del día afectará a su descanso. Y es nuestra responsabilidad facilitar ese camino del sueño que necesitan.

Para ello, hay que seguir unas pautas, mostrar al niño los pasos necesarios para transitar esa senda de hábitos, valores y habilidades que le permitirán disfrutar de la energía del día y del descanso de la noche. En este libro hemos recorrido juntos cada uno de los escalones que forman el día a día de nuestro hijo fuera de la escuela: desde que llega de clase hasta que se va a dormir, y desde que se levanta hasta que vuelve a salir de casa para ir al colegio. Durante este período de tiempo, nosotros podemos guiarle, enseñarle una serie de comportamientos para que el orden externo le ayude a tener un equilibrio interno que le facilite el sueño.

He insistido en la importancia de los horarios para comprender que cada cosa tiene su momento; la importancia de crear un hábito de estudio, de higiene e incluso a la hora de comer, donde no sólo debe aprender a comer de todo, sino a saber que las comidas son momentos para disfrutar y comunicarse con su familia. Asimismo, se ha recalcado la necesidad de respetar el tiempo libre y hemos descubierto una serie de juegos y actividades que, además de permitirle que desconecte y se divierta, le ayudan a desarrollar habilidades cognitivas, motrices, emocionales e, incluso, sociales.

También habéis podido comprobar algunas pautas para el momento previo a irse a la cama, así como las que deben seguirse para favorecer el buen descanso del pequeño. Y, para terminar, cuál es la mejor manera de empezar el día.

Si lográis que vuestros hijos asimilen estos hábitos, conseguiréis que puedan descansar y disfrutar de todo lo bueno que el mundo les ofrece, de todas las posibilidades que les quedan por descubrir en su camino hacia la madurez. Porque si los aprenden desde pequeños, podrán seguir aplicándolos de mayores, y beneficiarse de las numerosas ventajas que proporciona dormir bien.

ANEXO I

CANCIONES

CANCIONES TRADICIONALES EN CASTELLANO

Nana andaluza

Este niño chiquito no tiene cuna,
su padre que es carpintero le va a hacer una.
¡A la nanita nana, nanita ea!
¡La cuna de mi niño bendita sea!
A esta niña chiquita, ¿quién le ha pegao,
que tiene los ojitos de haber llorao?
A la nanita nana...

Nana

Cinco lobitos tuvo la loba,
blancos y negros detrás de la alcoba.
Cinco que tuvo, cinco crió,
cinco tetitas que su madre le dio.

Duerme, negrito

(Canción tradicional sudamericana)

Duerme, duerme, negrito,
que tu mama está en el campo, negrito.
Te va a traer codornices para ti,
te va a traer rica fruta para ti,
te va a traer mucha cosa para ti.

Y si el negro no se duerme,
viene el diablo blanco
y, ¡zas!, le come la papita, chacapomba, chacapomba.

Duerme, duerme, negrito
que tu mama está en el campo,
negrito.

Trabajando todo el día, trabajando, sí,
trabajando y no le pagan, trabajando, sí,
trabajando duramente, trabajando, sí,
trabajando para el hijo, trabajando, sí,
trabajando para ti, trabajando, sí,

Duerme, duerme, negrito,
que tu mama está en el campo, negrito...

Tres hojitas, madre

Tres hojitas, madre, tiene el arbolé:
la una en la rama, las dos en el pie.

Inés, Inés, Inesita, Inés.

Dábales el aire, meneábanse;
dábales el aire, jaleábanse.

Inés, Inés...

Arbolito verde secó la rama,
debajo del puente retumba al agua.

Inés, Inés...

Ábreme la puerta, dorado clavel,
ábreme la puerta
que te vengo a ver.

CANCIONES POPULARES EN OTROS IDIOMAS

Canciones en catalán

Sol, solet, vine'm a veure, vine'm a veure.
Sol, solet, vine'm a veure que tinc fred!

La lluna, la pruna, vestida de dol,
son pare la crida, sa mare la vol.

Plou i fa sol, les bruixes es pentinen.
Plou i fa sol, les bruixes porten dol.

Ole duli

(Tonada popular suiza)

Ole duli duli duli,
Ole duli duli duli,
Ole duli duli duli,
Ole duli duli du.

(Se aconseja cantarla lentamente y con suavidad y acelerar de manera gradual, para acabar de nuevo con suavidad. Se puede incluso terminar tarareando o silbando flojito.)

Agur Jaunak

(Canción tradicional vasca)

Agur Jaunak, Jaunak agur, agur t'erdi.
Danak Jainkoak eiñak gera,
zuek eta bai gu ere.
Agur Jaunak, agur,
agur t'erdi emen gera.
Agur Jaunak.

OTRAS CANCIONES POPULARES

John Brown

John Brown had a little Indian,
John Brown had a little Indian,
John Brown had a little Indian,
a little Indian boy.

One little, two little, three little Indians,
four little, five little, six little Indians,
seven little, eight little, nine little Indians,
ten little Indian boys.

John Brown...

Ten little, nine little, eight little Indians,
seven little, six little, five little Indians,
four little, three little, two little Indians,
one little Indian boy.

Quan el sol es pon

(*When the day is done*)

Digue'm per què plores, fill meu.
Jo sé que veus en els ulls de la gent
un cel de dubtes, ennegrit de pors,
però tu saps que jo estic vora teu,
vora teu...

Si em dons la mà jo et vetllaré el son
blau i vermell quan el Sol es pon.
Quan es pon, quan el Sol es pon,
quan es pon...

Perquè de neguits i afanys
els homes grans hem omplert el món,
tu em preguntes, vols que et digui per què;
jo només et sé dir: som estranys,
som estranys...

Si em dons la mà...

Guarda el teu somriure, fill meu,
mai no te'l venguis ni l'omplis de nit,
res no envegis que no puguis guanyar,
i el sol d'or, dia clar, serà teu,
serà teu.

Si em dons la mà...

CANCIONES PARA JUGAR

En corro

El patio de mi casa es particular,
cuando llueve se moja como los demás.
Agáchate y vuélvete a agachar
que los marineritos se pasean por el mar.
Chocolate, amarillo, corre, corre, que te pillo.
Estirar, estirar, que el demonio va a pasar.

Desde pequeñita me quedé algo resentida de este pie.
Disimular que soy una cojita, y si lo soy lo disimularé.
Anda que te doy un puntapié.

Para saltar a la cuerda

El cocherito leré me dijo anoche leré
que si quería leré montar en coche leré
y yo le dije leré
con gran salero leré:
no quiero coche leré
que me mareo leré.
El nombre de María
que cinco letras tiene,
la eme, la a,
la erre, la i, la a.
¡María!

Tengo una muñeca vestida de azul
con su camisita y su canesú.
La saqué a paseo, se me constipó,
la tengo en la cama con mucho dolor.
Esta mañanita avisé al doctor,
le mandó jarabe con un tenedor.
Dos y dos son cuatro, cuatro y dos son seis,
seis y dos son ocho y ocho dieciséis.

Soy la reina de los mares y ustedes lo van a ver,
tiro mi pañuelo al suelo y lo vuelvo a recoger.
El pañuelo de mi novio no se lava con jabón
que se lava con la sangre, sangre de mi corazón.

ANEXO II

CUENTOS

La camisa del hombre feliz, de León Tólstoi

En las lejanas tierras del norte, hace mucho tiempo, vivió un zar que enfermó gravemente. Reunió a los mejores médicos de todo el imperio, que le aplicaron todos los remedios que conocían y otros nuevos que inventaron sobre la marcha. Pero, lejos de mejorar, el estado del zar parecía cada vez peor. Le hicieron tomar baños calientes y fríos, ingirió jarabes de eucalipto, menta y plantas exóticas traídas en caravanas de lejanos países. Le aplicaron ungüentos y bálsamos con los ingredientes más insólitos, pero la salud del zar no mejoraba. Tan desesperado estaba el hombre que prometió la mitad de lo que poseía a quien fuera capaz de curarle.

El anuncio se propagó rápidamente, pues las pertenencias del gobernante eran cuantiosas, y llegaron médicos, magos y curanderos de todas partes del globo para intentar devolver la salud al zar. Sin embargo, fue un trovador quien pronunció:

—Yo sé el remedio, la única medicina para vuestros males, señor. Sólo hay que buscar a un hombre feliz: vestir su camisa es la cura a vuestra enfermedad.

Partieron emisarios del zar hacia todos los confines de la Tierra, pero encontrar a un hombre feliz no era tarea fácil: aquel que tenía salud echaba en falta el dinero; quien lo poseía, carecía de amor, y quien lo tenía, se quejaba de los hijos. Pero una tarde, los soldados del zar pasaron junto a una pequeña choza en la que un hombre descansaba sentado junto a la lumbre de la chimenea.

—¡Qué bella es la vida! Con el trabajo realizado, una salud de hierro y afectuosos amigos y familiares, ¿qué más podría pedir?

Al enterarse en palacio de que, por fin, habían encontrado un hombre feliz, se extendió la alegría. El hijo mayor del zar ordenó inmediatamente:

—Traed prestamente la camisa de ese hombre. ¡Ofrecedle a cambio lo que pida!

En medio de una gran algarabía, comenzaron los preparativos para celebrar la inminente recuperación del gobernante. Grande era la impaciencia de la gente por ver volver a los emisarios con la camisa que curaría a su gobernante, pero, cuando por fin llegaron, traían las manos vacías:

—¿Dónde está la camisa del hombre feliz? ¡Es necesario que la vista mi padre!

—Señor —contestaron apenados los mensajeros—, el hombre feliz no tiene camisa.

El león y el ratón, de Félix María Samaniego

Estaba un ratoncillo aprisionado en las garras de un león; el desdichado en la tal ratonera no fue preso por ladrón de tocino ni de queso, sino porque con otros molestaba al león, que en su retiro descansaba. Pide perdón, llorando su insolencia; al oír implorar la real clemencia, responde el rey en majestuoso tono:

—Te perdono.

Poco después, cazando el león tropieza en una red oculta en la maleza: quiere salir, mas queda prisionero; atronando la selva ruge fiero. El libre ratoncillo, que lo siente, corriendo llega: roe diligente los nudos de la red de tal manera, que al fin rompió los grillos de la fiera.

Moraleja: conviene al poderoso para los infelices ser piadoso; tal vez se puede ver necesitado del auxilio de aquel más desdichado.

El árbol que no sabía quién era (cuento oriental)

Había un jardín esplendoroso con árboles de todo tipo: manzanos, perales, naranjos, grandes rosales... Todos estaban muy felices. Excepto un árbol que se sentía profundamente triste. Tenía un problema: no daba frutos.

—No sé quién soy... —se lamentaba.

—Te falta concentración... —le decía el manzano—. Si realmente lo intentas, podrás dar unas manzanas buenísimas... Mira mis ramas...

—No le escuches —exigía el rosal—. Es más fácil dar rosas. ¡¡Mira qué bonitas son!!

Desesperado, el árbol intentaba todo lo que le sugerían. Pero como no conseguía ser como los demás, cada vez se sentía más frustrado. Un día llegó hasta el jardín un búho:

—No dediques tu vida a ser como los demás quieren que seas. Sé tú mismo.

El árbol cerró los ojos y los oídos, abrió el corazón, y pudo escuchar su voz interior susurrándole: «Tú nunca en la vida darás manzanas porque no eres un manzano. Tampoco florecerás cada primavera porque no eres un rosal. Tú eres un roble. Tu destino es crecer grande y majestuoso. Dar nido a las aves, sombra a los viajeros y belleza al paisaje».

Poco a poco, el árbol se fue sintiendo cada vez más fuerte y seguro de sí mismo. Pronto ocupó su espacio y fue admirado y respetado por todos. Sólo entonces el jardín fue completamente feliz.

El burro flautista, de Tomás Iriarte

Esta fabulilla,
salga bien o mal,
se me ha ocurrido ahora
por casualidad.

Cerca de unos prados
que hay en mi lugar,
pasaba un borrico
por casualidad.

Una flauta en ellos
halló, que un zagal
se dejó olvidada
por casualidad.

Acercose a olerla
el dicho animal,
y dio un resoplido
por casualidad.

En la flauta el aire
se hubo de colar,
y sonó la flauta
por casualidad.

«¡Oh! —dijo el borrico—,
¡qué bien sé tocar!
¡Y dirán que es mala
la música asnal!»
Sin reglas del arte,
borriquitos hay
que una vez aciertan
por casualidad.

El árbol de peras (anónimo)

Un hombre envió a sus hijos a ver un árbol de peras. El primer hijo fue en invierno; el segundo, en primavera; el tercero, en verano, y el hijo más joven, en otoño. Cuando todos habían regresado, el padre los reunió y les pidió que escribieran lo que habían visto. El primer hijo dijo que el árbol era horrible, doblado y retorcido. El segundo dijo que no, que estaba cubierto con brotes verdes y lleno de promesas. El tercer hijo no estuvo de acuerdo. Dijo que estaba cargado de flores, que tenía un aroma muy dulce y que era muy bello. El último de los hijos no estuvo de acuerdo con ninguno de ellos. Dijo que estaba maduro y marchitándose de tanto fruto, lleno de vida y satisfacción.

El padre les explicó a sus hijos que todos tenían razón, porque ellos sólo habían visto una de las estaciones de la vida del árbol. Les dijo que no hay que juzgar a un árbol, o a una persona, sólo por ver una de sus temporadas. Y que la esencia de lo que son sólo puede valorarse al final, cuando todas las estaciones han pasado.

Si te das por vencido en el invierno, habrás perdido la promesa de la primavera, la belleza del verano y la satisfacción del otoño.

El amigo (cuento tradicional árabe)

Dice una leyenda árabe que dos amigos viajaban por el desierto y en un determinado punto del viaje discutieron, y uno le dio una bofetada al otro. Éste, ofendido, sin nada que decir, escribió en la arena: «Hoy, mi mejor amigo me ha pegado una bofetada en el rostro».

Siguieron adelante y llegaron a un oasis donde decidieron bañarse. El que había sido abofeteado y lastimado comenzó a ahogarse, y fue salvado por el amigo. Al recuperarse, tomó un estilete y escribió en una piedra: «Hoy, mi mejor amigo me ha salvado la vida».

Intrigado, el amigo preguntó:

—¿Por qué, después de que te lastimara, escribiste en la arena y ahora escribes en una piedra?

Sonriendo, el otro amigo respondió:

—Cuando un gran amigo nos ofende, deberemos escribir en la arena donde el viento del olvido y el perdón se encargará de borrarlo y apagarlo. Por otro lado, cuando nos pase algo grandioso, deberemos grabarlo en la piedra de la memoria del corazón, donde viento ninguno en todo el mundo podrá borrarlo.

La pequeña luciérnaga (cuento tradicional tailandés)

En un bosque vivía una familia de luciérnagas. Su casa era el tronco de un enorme árbol. Por la noche, las luciérnagas salían del árbol para iluminar la oscuridad con su tenue luz. Pero la más pequeña se negaba a salir a volar.

—¿Por qué no sales con nosotras por la noche a divertirte volando? —le preguntó su abuela.

—Tengo vergüenza. No tiene sentido que ilumine nada si la Luna ya lo hace. No me podré comparar nunca con ella. Soy una chispa diminuta a su lado.

—Niña mía, si salieras con nosotras verías algo que te sorprendería. Hay cosas de la Luna que aún no sabes... La Luna no siempre brilla de la misma forma. Depende de la noche, brilla entera o la mitad. Incluso hay días que sólo brilla una pequeña parte o se esconde y nos deja todo el trabajo a nosotras las luciérnagas. En cambio, tú, pequeña luciérnaga, siempre brillarás con la misma fuerza y siempre lo harás con tu propia luz.

Y, esa misma noche, la pequeña luciérnaga salió convencida con toda su familia a iluminar la noche mientras miraba la Luna con una sonrisa de oreja a oreja.

El niño listo (cuento tradicional iraní)

Un pastor iba de camino al mercado con su burro para vender el trigo que había recogido. A medio camino, el hombre se puso a descansar bajo un árbol. Cuando despertó, el burro había desaparecido.

Desesperado, salió al camino y se encontró con un niño.

—¿Has visto pasar un burro por aquí?

—¿Era un burro cojo de la pata derecha y ciego del ojo izquierdo que cargaba con un saco de trigo? —preguntó el niño.

—Sí, sí.

—No, no lo he visto —contestó el niño.

—Si no lo has visto, ¿cómo sabes cómo era? Tú lo has robado.

El hombre se llevó al niño a ver a la policía.

—¿Cómo puedes saber cómo es el burro si no lo has visto? —preguntó un policía.

—Porque he visto su rastro. He visto unas huellas en las que la pisada del pie derecho era menos profunda que la del pie izquierdo. Por eso pensé que quizá era cojo de la pata derecha. También vi que alguien había comido el césped del lado derecho del camino, pero no del izquierdo. Por eso pensé que estaba ciego del ojo izquierdo. Y vi granos de trigo por el camino. Por eso supe que llevaba trigo.

ANEXO III

ADIVINANZAS

Te dice lo que está bien, te dice lo que está mal y no es ninguna persona. ¿De quién se puede tratar?

Solución: la conciencia.

Me hacen reír, me causan placer; si bien me las haces, me las dejo hacer.

Solución: las cosquillas.

Invita año tras año, a tus mejores amigos, os coméis la rica tarta y lo pasáis divertido.

Solución: el cumpleaños.

Adivina, adivinanza, ¿cuál es el bichito que pica en la panza?

Solución: el hambre.

Vuela que vuela, allá va y viene, hace y construye, manos no tiene.

Solución: la imaginación.

Es un momento muy importante; cuentas tu edad desde ese instante.

Solución: el nacimiento.

¿Sabes qué cosa será, que cuando hablas lo rompes y cuando callas está?

Solución: el silencio.

Nunca podrás alcanzarme por más que corras tras de mí, y aunque quieras retirarte, siempre estaré junto a ti.

Solución: la sombra.

Cinco hermanos muy unidos que no se pueden mirar, cuando riñen aunque quieras no los puedes separar.

Solución: los dedos.

Adivina, adivinanza. ¿Qué tienen los reyes en la panza igual que cualquier mendigo?

Solución: el ombligo.

Cuando sonríes asoman blancas como el azahar unas cositas que cortan y que pueden masticar.

Solución: los dientes.

Uno se cree superior, el otro inferior se siente; sin decirse nunca nada, mucho se quieren, tanto, que siempre se están besando.

Solución: los labios.

¿Quién seré yo que encerrada estoy a dondequiera que voy, me encuentro siempre mojada y al cielo pegada estoy?

Solución: la lengua.

Tengo un tabique en el medio, dos ventanas a los lados por las que entra el aire puro y sale el ya respirado.

Solución: la nariz.

Si los abro veo, si los cierro sueño.

Solución: los ojos.

Tiene grandes pabellones, pero no tiene habitaciones.

Solución: la oreja.

Son dos cortinas en dos ventanitas que bajando ocultan dos niñas bonitas.

Solución: los párpados.

Podrás tocarlos, podrás cortarlos, pero nunca contarlos.

Solución: los pelos.

Sólo tres letras tengo pero tu peso yo sostengo. Si me tratas con cuidado, te llevaré a cualquier lado.

Solución: el pie.

Adivina, adivinanza. Tiene un solo ojo y una cara ancha.

Solución: la panza.

Se parece a mi madre pero es más mayor, tiene otros hijos que mis tíos son.

Solución: la abuela.

Empieza por a y no es ave, y sin ser ave, vuela. ¿Quién será?

Solución: la abuela.

Duerme bien en su cunita y a veces es un llorón, pero también se sonríe tomando su biberón.

Solución: el bebé.

De tus tíos es hermana, es hija de tus abuelos y quien más a ti te ama.

Solución: la madre.

¿Quién es la hermana de mi hermana que no es mi hermana?

Solución: yo.

Todo el mundo lo lleva, todo el mundo lo tiene, porque a todos les dan uno en cuanto al mundo vienen.

Solución: el nombre.

Escudero regordete, a su señor acompaña, envuelto en mil aventuras por caminos de la Mancha.

Solución: Sancho Panza.

La bruja, con su manzana, me hizo dormir. Pero el príncipe, con su beso, me despertó. ¡Qué feliz!

Solución: Blancanieves.

Mi avión es una escoba; negra y fea me verán; persigo siempre a las hadas que al verme se espantarán.

Solución: la bruja.

De rojo me cubro sin ser amapola, mi abuela y el lobo completan la historia.

Solución: Caperucita Roja.

Su madrastra y sus hermanas no la dejaban salir, pero llegó el hada buena y al príncipe hizo feliz.

Solución: la Cenicienta.

Todo cubierto con traje blanco, cuando aparezco a todos espanto.

Solución: el fantasma.

¡Qué suerte tiene esta señorita! Que tiene una varita, y cuando la agita, te convierte en princesita.

Solución: el hada.

Lleva la cara pintada, y unos grandes zapatones; ríen los chicos y grandes con sus chistes y canciones.

Solución: el payaso.

Era un animal feroz, hasta pintarlo de rosa; ahora nos divierte mucho; lo feroz... ya es otra cosa.

Solución: la Pantera Rosa.

Por decir muchas mentiras me ha crecido la nariz, pero, arrepentido luego, vuelvo a sentirme feliz.

Solución: Pinocho.

Mi padre me llevó al bosque y el camino señalé marcándolo con piedrecitas para así poder volver.

Solución: Pulgarcito.

¿A qué reyes me refiero, que a Belén fueron guiados por una estrella de Oriente, llevando oro y presentes y encontraron a otro rey, recién nacido en el suelo? ¿A qué reyes me refiero?

Solución: los Reyes Magos.

Soy un ratón pequeñito que de noche te visito, me llevo tu dientecito y te dejo un regalito.

Solución: el ratoncito Pérez.

Todos me pisan a mí, pero yo no piso a nadie; todos preguntan por mí, pero yo no pregunto por nadie.

Solución: la calle.

Con sólo tres colores ordeno a cada uno. Si todos me respetan, no habrá accidente alguno.

Solución: el semáforo.

Tengo muchos pares, te los puedes probar; pero, si te los llevas, tendrás que pagar.

Solución: la zapatería.

Puedo ser alegre o triste, según quien me toque esté: con que me rasgues las cuerdas, buen sonido emitiré.

Solución: la guitarra.

Brindan conmigo, pero ten cuidado no me enfade y tire todo el líquido. Soy transparente como el hielo y fina y estilosa como el fuego.

Solución: la copa de cristal.

Suelo ser de plástico con teclas, tengo números y letras. Cuando una operación quieres hacer, sólo tienes que encender y ver.

Solución: la calculadora.

Te doy calorcito en invierno, en verano me pones a veces ya que con las chanclas no me llevo bien, aunque sólo dura unos meses.

Solución: los calcetines.

Soy alargado, amarillo y con pela; vivo en los árboles hasta que me recolectan; con galletas estoy rico y en helado se consuelan.

Solución: plátano.

Soy el color del cielo, sólo si hace buen tiempo también me encuentras en el mar. Seguro que ya sabes con quién vengo.

Solución: azul.

Piensa y lo adivinarás: ¿qué tiene Adán delante que Eva tiene detrás?

Solución: a.

Dedos tiene dos, piernas y brazos no.

Solución: d.

Soy un palito muy derechito y encima de la frente llevo un mosquito que ni pica ni vuela ni toca la vihuela.

Solución: i.

La letra más alta soy, la más delgada también, la luna y el sol me llevan, el aire nunca me ve.

Solución: l.

Mi sombrero es una ola, estoy en medio del año, nunca estoy en caracola y sí al final del castaño.

Solución: ñ.

Tengo forma de anillo y soy la primera y la última en organillo.

Solución: o.

Soy la primera en la rama y la última en cantar. No te asustes por el ruido que así me puedes llamar.

Solución: r.

El burro la lleva a cuestas, metidita en un baúl, yo no la tuve nunca y siempre la tienes tú.

Solución: u.

Una señorita de carnes muy blandas, que sin ser enferma siempre está en la cama.

Solución: la almohada.

De nada me sirven estas cuatro patas, que quieta estoy siempre, sobre mí, el durmiente.

Solución: la cama.

Tengo patas bien derechas pero no me puedo mover, llevo a cuestas la comida y no la puedo comer.

Solución: la mesa.

Todos me buscan para descansar. ¡¡Si ya te lo he dicho!! No lo pienses más.

Solución: la silla.

Un animalito con cuatro dientes, que nos trae comida muy diligente.

Solución: el tenedor.

Llenos de agua, llenos de vino, sobre la mesa están y son de cristal fino.

Solución: los vasos.

Zumba que te zumbarás, van y vienen sin descanso, de flor en flor trajinando y nuestra vida endulzando.

Solución: las abejas.

En rincones y entre ramas mis redes voy construyendo, para que moscas incautas, en ellas vayan cayendo.

Solución: la araña.

Animal soy, desde luego; me llaman el jorobado, y que tengo cuatro patas, ya se da por descontado.

Solución: el camello.

Mi casa llevo a cuestas, tras de mí dejo un sendero, soy lento de movimientos, no le gusto al jardinero.

Solución: el caracol.

Aunque yo llevo pijama, siempre ando muy despierta, por no servir al león de suculenta merienda.

Solución: la cebra.

Tiene ojos de gato y no es gato, orejas de gato y no es gato; patas de gato y no es gato; rabo de gato y no es gato, maúlla y no es gato.

Solución: la gata.

De colores verderones, ojos grandes y saltones, tenemos las patas de atrás muy largas para saltar.

Solución: las ranas.

Soy un animal pequeño, piensa mi nombre un rato, porque agregando una ene tendrás mi nombre en el acto.

Solución: el ratón.

Una adivinanza te voy a poner a ver si adivinas lo que es: tiene dos patitas y no tiene pies, plumas de colores y pico también. Cuando tiene hambre suele decir «pío»; cuando tiene frío se mete en el nido.

Solución: el pájaro.

De cierto animal di el nombre: es quien vigila la casa, quien avisa si alguien pasa y es fiel amigo del hombre.

Solución: el perro.

¿Qué animal va por la vida con los pies en la cabeza? ¿Qué animal así camina?

Solución: el piojo.

Si me escribes como es, soy de la selva el rey; si me escribes al revés, yo seré Papá Noel.

Solución: el león.

Mi nombre lo leo, mi apellido es pardo, quien no lo adivine, es un poco tardo.

Solución: el leopardo.

Verde como el campo, campo no es; habla como el hombre, hombre no es.

Solución: el loro.

Volando en el aire y besando las flores se apaga su vida de luz y colores.

Solución: la mariposa.

Soy roja como un rubí y llevo pintitas negras, me encuentro en el jardín, en las plantas o en la hierba.

Solución: la mariquita.

Te doy leche y mi lana, y para hablar digo «beeeee». Si no adivinas mi nombre, yo nunca te lo diré.

Solución: la oveja.

Bonita planta, con una flor que gira y gira buscando el Sol.

Solución: el girasol.

Soy la flor del indeciso y del adivinador, todos me arrancan los pétalos: sí, no, sí, no, sí, no.

Solución: la margarita.

En verano barbudo, y en invierno desnudo. ¡Esto es muy duro!

Solución: el bosque.

Doy al cielo resplandores cuando deja de llover: abanico de colores, que nunca podrás coger.

Solución: el arcoíris.

Como el algodón suelo en el aire flotar; a veces otorgo lluvia y otras, sólo humedad.

Solución: la nube.

¿Qué es, qué es, que te da en la cara y no lo ves?

Solución: el viento.

En el buen tiempo a nadie marea; en cuanto llueve, repiquetea.

Solución: la gotera.

¿Quién pensaréis que yo soy, que cuanto más y más lavo mucho más sucia me voy?

Solución: el agua.

Como una peonza da vueltas al Sol, gira que gira, sin tener motor.

Solución: la Tierra.

En el cielo de verano, brillan y brillan; se encienden y se apagan pero no son bombillas.

Solución: las estrellas.

Doy calorcito, soy muy redondo, salgo prontito y tarde me escondo.

Solución: el Sol.

Todos dicen que me quieren para hacer buenas jugadas, y en cambio, cuando me tienen, me tratan siempre a patadas.

Solución: el balón.

Miras adelante, haces ejercicio, das a los pedales, tienes equilibrio.

Solución: la bicicleta.

Bajo mi carpa gigante, acojo a chicos y grandes; payasos y trapecistas son típicos en mis pistas.

Solución: el circo.

Atada a una cuerda volaba y volaba y un niño en la tierra la sujetaba.

Solución: la cometa.

Gaspar, Baltasar y Melchor los transportan en camellos, y los dejan en enero a todos los niños buenos.

Solución: los juguetes.

Es tu favorita cuando sientes frío, la tienes escrita en el verso mío.

Solución: la estufa.

Sube llena, baja vacía, y si no se da prisa, la sopa se enfría.

Solución: la cuchara.

Es la reina de los mares, su dentadura es muy buena, y por no ir nunca vacía, siempre dicen que va llena.

Solución: la ballena.

Soy bonito por delante y algo feo por detrás; me transformo a cada instante, ya que imito a los demás.

Solución: el espejo.

Te lo digo y no me entiendes, no tengo boca y sí tengo dientes.

Solución: el peine.

Aunque músculos no tengo, los techos yo sostengo.

Solución: las vigas.

ANEXO IV

RECOMENDACIONES LITERARIAS

La Bella y la Bestia (1756), Jeanne-Marie Leprince de Beaumont

Argumento: Historia tradicional europea de la que existen múltiples versiones. Aparte de la película de Disney, la más conocida es la que escribió a mediados del siglo XVIII Jeanne-Marie Leprince de Beaumont. Narra la historia de Bella, la hija de un riquísimo mercader que tiene que vivir en un castillo con Bestia, un ser terriblemente feo. Bestia se enamora perdidamente de Bella, que, al final, le acaba correspondiendo.

Valores: Una bonita historia de amor que nos enseña que, aunque suene a tópico, la belleza está en el interior. Pero, para encontrarla, es necesario mirar más allá del físico de las personas.

Recomendado para niños entre los 11 y los 12 años.

El patito feo (1843), de Hans Christian Andersen

Argumento: Un huevo de cisne llega por error a una granja de patos. Cuando nace el bebé cisne, sus *hermanos* patitos se ríen de él.

El cisne es más grande que ellos, y su graznido es estridente; así que se convierte en el hazmerreír de la granja y sus hermanos y su madre lo rechazan. El pobre cisne (aunque todavía no sabe que lo es y aún se piensa que es un patito) llora desconsoladamente por culpa de ese rechazo; y lo hace mirando su reflejo en un lago, que queda distorsionado por culpa de las lágrimas. Pero, de pronto, una madre cisne pasa con sus crías y le dice que se una a su familia. Entonces se percata de que es como ellos, y es feliz porque ya no se siente rechazado. Se da cuenta de que es un bello cisne.

Valores: Este cuento nos enseña que, por mucho que haya personas diferentes, éstas no son ni mejores ni peores. Todos tenemos nuestro lugar en el mundo, y es importante cultivar la autoestima para encontrar nuestro espacio idóneo.

Recomendado para niños entre los 7 y los 12 años.

Mujercitas (1868), Louisa May Alcott

Argumento: Cuatro hermanas, cada una con sus defectos y sus virtudes, crecen y se hacen mayores mientras su padre combate en la guerra. A través de su historia vemos cómo se enamoran, cómo se pelean, cómo intentan aprender a comportarse en el complicado mundo de los adultos... En el trasfondo de la novela está la guerra de Secesión, o guerra civil estadounidense, que enfrentó a los estados del Norte con los del Sur.

Valores: Una historia que habla de la superación personal, porque las mujercitas, las cuatro hermanas protagonistas, tienen que vencer numerosos problemas. Y estos problemas están causados por los defectos de su forma de ser, pero también por las trabas que la sociedad pone (y mucho más en aquella época) a las mujeres. Además, el hecho de que de fondo se hable de la guerra de Secesión permite hacer una lectura muy interesante sobre el problema de la esclavitud.

Recomendado para niños entre los 11 y los 12 años.

La vuelta al mundo en ochenta días (1872), Julio Verne

Argumento: El orgulloso caballero inglés Phileas Fogg apuesta con sus compañeros del Club Reformista que es capaz de dar la vuelta al mundo en ochenta días. Todos le consideran un arrogante, porque creen que su objetivo es completamente inviable. En sus peripecias, le acompañarán varios personajes, como su mayordomo francés, y tendrá que enfrentarse a un sinfín de problemas e imprevistos.

Valores: Una historia que nos enseña que nuestros sueños se pueden hacer realidad si creemos en ellos y ponemos toda la ilusión y las ganas de nuestra parte.

Recomendado para niños entre los 10 y los 12 años.

El príncipe y el mendigo (1881), de Mark Twain

Argumento: Novela ambientada en el Londres del siglo XVI, cuenta la historia de dos niños: el príncipe Eduardo, hijo de Enrique VIII de Inglaterra, y Tom Canty, un mendigo que vive con su padre. Los niños deciden intercambiar sus roles; así que Eduardo se hace pasar por mendigo y Tom va a la Corte y se hace pasar por príncipe.

Eduardo escapa del tirano padre de Tom con la ayuda de un noble caído en desgracia, pero se pierde por Londres. Tom quiere convencer a los miembros de la Corte de que él no es el príncipe, pero nadie le cree. Enrique VIII muere y los nobles se disponen a coronar a Tom como nuevo rey. Tras una serie de peripecias, Eduardo consigue convencer al resto de la Corte de que él es el verdadero heredero al trono.

Valores: Esta novela trata sobre la honestidad. A pesar de que los protagonistas deciden intercambiar sus roles como un juego, Tom no quiere convertirse en príncipe porque sabe que ése no es su papel.

Recomendado para niños entre los 11 y los 12 años.

El libro de la selva (1894), Rudyard Kipling

Argumento: Se trata de una recopilación de cuentos que forman parte de la misma historia. Una pareja pierde a su hijo en la selva al huir del ataque de Shere Khan, un feroz tigre de bengala, y uno de los personajes principales de la historia. El niño es criado por una familia de lobos, que lo bautizan con el nombre de Mowgli. Así que Mowgli pasa a ser un habitante más de la selva, y es instruido en el código de los animales que la habitan. Pero, con el paso del tiempo, Mowgli crece y es expulsado.

Valores: En las diferentes aventuras que vive Mowgli, los niños descubren el valor del trabajo en equipo y de respetar los códigos morales y de conducta que rigen en la sociedad.

Recomendado para niños entre los 11 y los 12 años.

Peter Pan (1911), James Matthew Barrie

Argumento: La primera versión es una obra de teatro escrita por el mismo Barrie, pero aquí recomiendo la adaptación a novela que él mismo realizó. La historia trata las aventuras de tres niños ingleses, Peter Pan y Campanilla. Peter Pan es un ser mágico que, una noche, visita a tres niños ingleses y se los lleva a El País de Nunca Jamás. Allí vivirán increíbles aventuras, como sus enfrentamientos con el malvado Capitán Garfio.

Valores: Peter Pan es el niño que no quiere crecer; una tentación para muchas personas, que preferirían vivir eternamente en el mundo de los niños. Esta historia nos enseña que el paso del tiempo nos afecta a todos y que debemos adaptarnos a cada una de las etapas de la vida.

Recomendado para niños entre los 11 y los 12 años.

Los Cinco (1940), Enid Mary Blyton

Argumento: Serie de libros que narra las aventuras de dos chicas y dos chicos que, acompañados de un perro, tienen que resolver numerosos misterios. Los protagonistas son Julian, Dick y Anna (todos ellos hermanos), su prima Georgina (George) y el perro de ésta, Tim.

Valores: Historias muy entretenidas que enseñan a los niños el valor del trabajo en equipo y de la cooperación para lograr objetivos.

Recomendado para niños entre los 10 y los 12 años.

El Principito (1943), de Antoine de Saint-Exupéry

Argumento: Uno de los personajes es el mismo narrador de la novela. Un aviador que sufre un accidente mientras pilota su avioneta realiza un aterrizaje de emergencia en el desierto del Sahara. Allí se encuentra con un personaje realmente peculiar: el Principito. Se trata de un niño que asegura provenir del asteroide B 612. El Principito le cuenta al piloto cómo es su vida en ese planeta. En realidad, él es el único habitante de ese diminuto asteroide en el que hay tres volcanes (dos de ellos activos), una rosa y varios árboles baobab. Para el Principito, lo más importante es cuidar esa rosa, que es realmente muy especial para él. Por ello, se pasa el día limpiando los volcanes e intentando eliminar las semillas de estos árboles, que amenazan con crecer y colonizar el planeta. Pero la rosa se muestra antipática con el Principito, a pesar de lo mucho que éste la cuida. Así que un día el Principito decide explorar otros mundos, y le cuenta al aviador que ha estado en varios planetas habitados cada uno de ellos por un único y extraño personaje. En uno conoció a un rey sin súbditos; en otro, a un hombre muy vanidoso; en otro, a un borracho; en otro, a un avaricioso hombre de negocios que se creía dueño de las estrellas, y en otro, a un geógrafo que conoce la teoría de muchos sitios, pero que no ha visitado ninguno.

Valores: Este delicioso clásico de la literatura nos explica cómo muchos adultos se convierten en personas vacías y egoístas. Además, ensalza el valor de la infancia y de mantener la inocencia y la ilusión en un mundo que no cuida demasiado estos valores.

Recomendado para niños entre los 9 y los 12 años.

La telaraña de Carlota (1952), de Elwyn Brooks White

Argumento: Esta novela cuenta la historia de una niña que quería a un cerdito llamado Wilbur. La niña vive en una granja y el padre tiene previsto sacrificar al animal. Pero Wilbur tiene suerte: Carlota, una araña que vive en su techo, decide ayudarle, junto a otros animales.

Valores: Una entretenida novela que hace las delicias de los más pequeños y habla del valor de la amistad.

Recomendado para niños entre los 8 y los 12 años.

Donde viven los monstruos (1963), Maurice Sendak

Argumento: Max es un niño con una vida bastante complicada. Se siente muy incomprendido. Le gustaría convertirse en un monstruo porque así cree que podría aterrorizar a todo el mundo. Un día, comete una travesura disfrazado de lobo, y su madre le impone el castigo de quedarse encerrado en su habitación. Pero allí empieza a sentir una extraña transformación. De repente, está en un bosque, cada vez más tupido y agreste, y luego en un océano. Y luego, tras cruzar ese océano, navega hasta llegar a la Tierra de los Monstruos. Allí, es nombrado rey de todos los monstruos, hasta que un día decide regresar a casa.

Valores: Esta extraordinaria novela, que cuenta con una maravillosa versión cinematográfica, habla de que no es necesario convertirse en un monstruo para ser valorado por los demás.

Recomendado para niños entre los 9 y los 12 años.

El polizón del Ulises (1965), Ana María Matute

Argumento: Deliciosa historia que cuenta cómo tres hermanas solitarias encuentran a un niño abandonado. Después de buscar infructuosamente a sus padres, deciden adoptarlo. Le ponen el nombre de Marco, pero todo el mundo lo conocerá como Jujú. Las tres hermanas deciden que es muy importante educar a Jujú para que sea un hombre de provecho. Así que le enseñan cosas como las finanzas. Pero Jujú tiene mucha imaginación, y lo que le gusta es pasar el día en el desván de su casa en compañía de libros.

Valores: Una historia que ensalza el valor de la imaginación y la fantasía.

Recomendado para niños entre los 11 y los 12 años.

El pirata garrapata (1982), de Juan Muñoz

Argumento: Serie de novelas protagonizadas por el pirata garrapata, un hombre feroz y barrigudo que tiene una pata de palo y un garfio de acero en vez de mano. Pero, a pesar de su apariencia y de su oficio, no es una mala persona. Y tampoco lo son sus divertidos compinches y compañeros de aventuras.

Valores: Novelas que hacen volar la imaginación y que nos enseñan la importancia de ayudarse mutuamente para enfrentarse a los problemas y a las sorpresas que nos depara la vida.

Recomendado para niños entre los 9 y los 12 años.

Babe, el cerdito valiente (1983), Dick King-Smith

Argumento: Los señores Hogget regentan una tranquila granja donde la vida siempre transcurre igual. Todos saben cuál es su papel: hay un pato, una oveja algo anciana, unos divertidos ratones... que tienen muy asumido su destino. Pero un día llega a la granja Babe, un cerdito huérfano. A su cuidado queda el perro, Fly, y Babe cree que él también es un perro, y decide que él quiere ser, asimismo, un pastor ovejero.

Valores: Divertida y encantadora historia que nos recuerda que no estamos predestinados en la vida. La historia de Babe nos enseña que si somos valientes podemos convertir nuestros deseos en realidad.

Recomendado para niños entre los 7 y los 12 años.

Geronimo Stilton (2000), Elisabetta Dami

Argumento: Serie de libros protagonizados por Geronimo Stilton, un encantador ratón que vive en la Isla de los Ratones y dirige el periódico *El Eco del Roedor*. Lo que más le gusta en la vida a Geronimo Stilton es escribir libros. No le gusta viajar porque, entre otros motivos, se marea en los barcos. Pero, sin saber cómo, siempre acaba viviendo emocionantes aventuras que le llevan a los rincones más exóticos del mundo.

Valores: Un ratón al que le encanta escribir y leer. Gracias a estas historias, los niños descubren que la literatura es un placer.

Recomendado para niños entre los 8 y los 12 años.

ANEXO V

VIDEOTECA INFANTIL

Las películas entretienen a los niños y, en concreto las buenas, al mismo tiempo los educan en valores. Hay excelentes películas dirigidas al público infantil (y que también pueden disfrutar los padres), que además enseñan a los niños valores tan importantes como la amistad, la solidaridad, la justica, el esfuerzo...

El mago de Oz (1939)

Argumento: Dorothy es una niña que sueña con ir más allá del arcoíris. Un día, un tornado la arrastra al increíble mundo de Oz. Y allí empiezan todas sus aventuras con inolvidables personajes como el Espantapájaros, que desea un cerebro; el Hombre de Hojalata, que quiere un corazón, y el León Cobarde, que desea ser valiente. Todos ellos emprenden un apasionante camino hacia la Ciudad Esmeralda.

Valores: Nos enseña que nadie es perfecto, y que podemos intentar mejorar en la vida. Pero, a pesar de que nos falte algo, no tenemos que sentirnos menos que los demás por ello.

Pinocho (1940)

Argumento: Un anciano llamado Gepetto construye una marioneta de madera con el deseo de que se convierta en un niño de verdad. Ese niño de madera es Pinocho, que llega a ser un niño de carne y hueso gracias a la mediación del Hada Azul. Bueno, es todo de carne y hueso, menos la nariz, que sigue siendo de madera. El problema de Pinocho es que cada vez que miente le crece la nariz. En sus aventuras le acompaña Pepito Grillo, su conciencia moral.

Valores: El principal valor de esta película es la defensa de la honestidad. De nada sirve mentir, aunque creamos que engañar nos ayuda a lograr nuestros objetivos. Porque mentir nos aleja de nosotros mismos. En realidad, mentir es más una traición a uno mismo que a los demás.

Dumbo (1941)

Argumento: Quién no conoce la historia de Dumbo, ese encantador elefantito que tiene unas orejas enormes. Dumbo vive con su madre en un circo, y esas enormes orejas le van a convertir en el blanco de las burlas del resto de los animales. Su madre le defiende con toda su energía. Dumbo se hace muy amigo de un ratoncito llamado Timoteo, que está decidido a convertir al grandullón en una estrella del circo, pues Dumbo puede volar gracias a sus grandes orejas, lo cual, como es lógico, impresiona a todos los espectadores.

Valores: Lo que a priori parece un defecto, se convierte en una gran ventaja para el pequeño Dumbo. Esta historia habla sobre esas personas que son diferentes (ya sea físicamente o por su manera de comportarse) y enseña que también tienen derecho a encontrar su lugar en la sociedad.

La dama y el vagabundo (1955)

Argumento: Cuenta la historia de dos perros de clases sociales opuestas pero que se acaban encontrando. Reina es una perrita que vive feliz con sus ricos dueños en una casa. Un día, sus amos deciden irse de viaje, y aparece la tía Clara con sus antipáticos gatos. Pero Reina conoce a Golfo, un encantador perro callejero, y surge el amor.

Valores: El amor no entiende de clases sociales. Esta bella historia nos enseña que las diferencias económicas no deberían ser un impedimento para que las personas de cualquier clase social se relacionen entre ellas.

Mary Poppins (1964)

Argumento: Una familia inglesa de principios del siglo XX tiene que contratar a una nueva niñera, y, después de mucho buscar, deciden contratar a Mary Poppins, una extravagante y simpatiquísima institutriz. Pronto, los niños se dan cuenta de que su nueva niñera es una persona muy especial. Mary Poppins es capaz de sacar decenas y decenas de objetos de su bolso y tiene poderes que le permiten limpiar y ordenar en un santiamén toda la habitación. Sin olvidar que canta unas canciones realmente maravillosas. Con ella, los niños vivirán increíbles aventuras.

Valores: Ingeniosa película que nos presenta a una institutriz alegre y que conecta con los niños, en lugar de las clásicas institutrices de la literatura, que siempre han sido frías y distantes. Esta película nos muestra la importancia de conectar emocionalmente con los niños para educarlos.

Los aristogatos (1970)

Argumento: Una anciana de la alta sociedad vive con sus gatos en el París de principios del siglo XX. Su mayordomo, que quiere quedarse con la herencia pero sabe que está a nombre de los animales, decide abandonar a los gatos en un lugar remoto. Pero otro gato, que responde al nombre de Thomas O'Malley, los encuentra y decide ayudarlos para regresar a su hogar.

Valores: Esta película nos habla de lo importante que es ayudar a los demás aunque no vayamos a obtener nada a cambio.

Robin Hood (1973)

Argumento: Entretenidísima película que narra las aventuras de Robin Hood, quien, acompañado de su fiel amigo Little John, decide robar a los ricos para repartir el dinero entre los pobres.

Valores: A priori, robar, aunque sea a los ricos, no parece el mejor de los valores, pero esta película transmite mucho más. Es un alegato contra la injusticia y la opresión. Además, enseña el valor de ayudar a los demás.

E. T., el extraterrestre (1982)

Argumento: E. T. es un ser de otro planeta que acaba viviendo con una familia humana. Ha llegado en una nave espacial con su familia que, al regresar a su hogar, lo olvida en la Tierra. Conoce y se hace muy amigo de unos niños que le ayudarán a escapar de unos humanos que quieren encontrarlo para experimentar con él. Gracias a ellos logrará reunirse con su familia y volver a su planeta.

Valores: Una película que nos habla de la amistad, de la solidaridad y de la justicia. Quizá sea algo lacrimógena, pero se ha ganado el derecho a formar parte de las películas clásicas para niños.

Solo en casa (1990)

Argumento: Kevin, un niño de 8 años, es miembro de una familia numerosa. Toda la familia está preparándose para viajar a Francia durante las vacaciones de Navidad. Cuando están en el avión, se dan cuenta de que Kevin no se encuentra con ellos. Se ha quedado solo en casa. El pequeño está convencido de que van a ser las mejores Navidades de su vida porque se ha librado de su familia. Pero no sabe lo que se le viene encima cuando dos ladrones se empeñan en robar la casa.

Valores: Un éxito comercial que recuerda a los más pequeños que la familia es el entorno donde pueden sentirse seguros.

Toy Story (1995)

Argumento: Ingeniosa película (de la que hay tres partes) que cuenta los conflictos interiores de los muñecos de un niño, Andy. Uno de ellos es un cowboy, Woody, el favorito del pequeño, que teme dejar de serlo cuando llega a casa un nuevo muñeco, un astronauta espacial llamado Buzz Lightyear. Sin embargo, este muñeco no sabe que es un juguete: está convencido de que realmente es un astronauta.

Valores: Una película que explora lo que somos y lo que queremos ser. Y que también habla del miedo a dejar de ser amados y que no tiene sentido intentar convertirnos en lo que no somos para sentirnos aceptados por los demás.

Up (2009)

Argumento: Carl Fredricksen, un viudo cascarrabias de 78 años, no se lleva bien con nadie y, además, está amargado porque alrededor de su casa están construyendo modernos edificios. Los contratistas de la obra desean comprar la casa de Carl para poder deshacerse de ella y ampliar su proyecto, pero él se niega. Carl y su esposa Ellie habían soñado toda la vida con hacer un maravilloso viaje a América del Sur, pero al morir ella, el sueño se esfumó. Ahora que está solo y sabe que no le queda mucho tiempo, Carl decide emprender ese viaje. Pero no cuenta que en su increíble aventura le acompañará Russell, un entusiasta explorador.

Valores: Maravillosa película, todo un clásico moderno, que nos recuerda que nunca es tarde para apostar por los propios sueños. También nos enseña que dos personas, por muy diferentes que sean, pueden llegar a entenderse si se lo proponen.

El papel utilizado para la impresión de este libro
ha sido fabricado a partir de madera
procedente de bosques y plantaciones
gestionados con los más altos estándares ambientales,
garantizando una explotación de los recursos
sostenible con el medio ambiente
y beneficiosa para las personas.
Por este motivo, Greenpeace acredita que
este libro cumple los requisitos ambientales y sociales
necesarios para ser considerado
un libro «amigo de los bosques».
El proyecto «Libros amigos de los bosques» promueve
la conservación y el uso sostenible de los bosques,
en especial de los Bosques Primarios,
los últimos bosques vírgenes del planeta.